U0358474

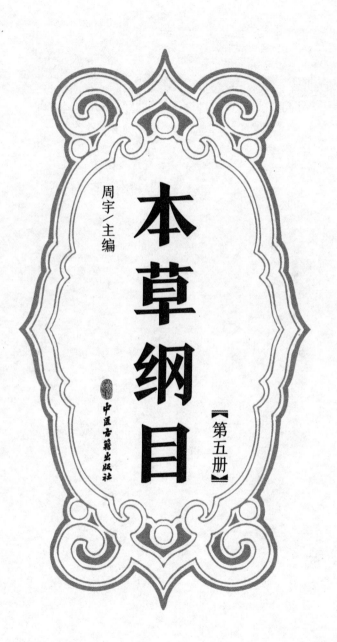

周宇／主编

本草纲目

【第五册】

中医古籍出版社

夏季消暑佳蔬当属"君子菜"苦瓜

盛夏时节，烈日炎炎，用苦瓜做菜佐食能消暑涤热，让人胃口大开，所以备受人们欢迎。苦瓜因外皮有瘤状突出，又有"葡萄酒"之称。因苦瓜从不把苦味渗入别的配料，所以又有"君子菜"的美名。

苦瓜营养十分丰富，所含蛋白质、脂肪、碳水化合物等在瓜类蔬菜中较高，特别是维生素C的含量，每100克高达84毫克，约为冬瓜的5倍，黄瓜的14倍，南瓜的21倍，居瓜类之冠。苦瓜还含有粗纤维、胡萝卜素、苦瓜苷、磷、铁和多种矿物质、氨基酸等。苦瓜的苦味含有抗疟疾的奎宁，奎宁能抑制过度兴奋的体温中枢，因此苦瓜有清热解毒的功效。苦瓜还含有较多的脂蛋白，可促使人体免疫系统抵抗癌细胞，经常食用，可以增强人体免疫功能。

历代医学都认为它有清暑涤热，明目解毒的作用。如李时珍说："苦瓜气味苦、寒、无毒，具有除邪热，解劳乏，清心明目，益气壮阳的功效。"《随息居饮食谱》载："苦瓜青则苦寒、涤热、明目、清心。可酱可腌，鲜时烧肉先瀹去苦味，虽盛夏肉汁能凝，中寒者勿食。熟则色赤，味甘性平，养血滋甘，润脾补肾。"中医认为，苦瓜味苦，性寒冷，能清热泻火。苦瓜还具有降血糖的作用，这是因为苦瓜中含有类似胰岛素的物质。所以说，苦瓜也是糖尿病症患者的理想食品。

夏季吃苦瓜可以清热解暑，同时又可补益元气，可贵的是苦瓜还有补肾壮阳的功效，这对于男人来说是更好的食疗选择，当然女人同样也需要补肾。

苦瓜可烹调成多种风味菜肴，可以切丝，切片，切块，作佐料或单独入肴，一经炒、炖、蒸、煮，就成了风味各异的佳肴。如把苦瓜横切成圈，酿以肉糜，用蒜头、豆豉同煮，鲜脆清香。我国各地的苦瓜名菜不少，如青椒炒苦瓜、酱烧苦瓜、干煸苦瓜、苦瓜烧肉、泡酸苦瓜、苦瓜炖牛肉、苦瓜炖黄鱼等，都色美味鲜。苦瓜制蜜饯，甜脆可口，有生津醒脑的作用。苦瓜泡制的凉茶，饮后消暑怡神，烦渴顿消。

尽管夏天天气炎热，人们也不可吃太多苦味食物，并且最好搭配辛味的食物（如辣椒、胡椒、葱、蒜），这样可避免苦味入心，有助于补益肺气。另外，脾胃虚寒及腹痛、腹泻者忌食。

苦瓜粥

材料：苦瓜100克，玉米50克，冰糖适量。

制法：先把玉米淘净，再将苦瓜洗净，剖开去籽和瓤，切成片。将玉米和苦瓜一起放入锅中加适量水煮粥，粥快好时放入冰糖搅拌均匀即可。

功效：清热祛暑、降糖降脂。

夏日吃西瓜，药物不用抓

西瓜又叫水瓜、寒瓜、夏瓜，堪称"瓜中之王"，因是汉代时从西域引入的，故称"西瓜"。它味道甘甜、多汁、清爽解渴，是一种富有营养的食品。西瓜生食能解渴生津，解暑热烦躁。我国民间谚语云："夏日吃西瓜，药物不用抓。"说明暑夏最适宜吃西瓜，不但可解暑热、发汗多，还可以补充水分。

西瓜还有"天生白虎汤"之称，这个称号是怎么来的呢？白虎汤是医圣张仲景创制的主治阳明热盛或温病热在气分的名方。该病以壮热面赤、烦渴引饮、汗出恶热、脉象洪大为特征，一味西瓜能治如此复杂之疾病，可见其功效不凡。

关于西瓜的功效，《本草纲目》中记载其"性寒，味甘；清热解暑、除烦止渴、利小便"。西瓜含有的瓜氨酸，不仅具有很强的利尿作用，是治疗肾脏病的灵丹妙药，对因心脏病、高血压以及妊娠造成的浮肿也很有效果；西瓜可清热解暑，除烦止渴，西瓜中含有大量的水分，在急性热病发烧、口渴汗多、烦躁时吃上一块又甜又沙、水分充足的西瓜，症状会马上改善；吃西瓜后尿量会明显增加，由此可以减少胆色素的含量，并可使大便通畅，对治疗黄疸有一定作用。

新鲜的西瓜汁和鲜嫩的瓜皮还可增加皮肤弹性，减少皱纹，增添光泽。因此西瓜不但有很好的食用价值，还有经济实用的美容价值。

西瓜除了果肉，其皮和种子也有药用价值。比如治疗肾脏病可以用皮来煮水饮用，而膀胱炎和高血压患者则可以煎煮种子饮用。

但是西瓜性寒，脾胃虚寒及便溏腹泻者忌食；西瓜含糖分也较高，糖尿病患者当少食。另外，许多人喜欢吃放入冰箱冷藏后的西瓜，以求凉快。西瓜切开后经较长时间冷藏，瓜瓤表面会形成一层膜，冷气被瓜瓤吸收，瓜瓤里的水分往往结成冰晶。人咬食"冰"的西瓜时，口腔内的唾液腺、舌部味觉神经和牙周神经都会因冷刺激几乎处于麻痹状态，以致难以品出西瓜的甜味。还可刺激咽喉，引起咽炎或牙痛等不良反应。另外，多吃冷藏西瓜会损伤脾胃，影响胃液分泌，使食欲减退，造成消化不良。特别是老年人，消化机能减退，吃后易引起厌食、腹胀痛、腹泻等肠道疾病。

因此，西瓜不宜冷藏后再吃，最好是现买现吃。如果买回的西瓜温度较高，需要冷处理一下，可将西瓜放入冰箱降温，应把温度调至15℃，西瓜在冰箱里的时间不应超过两小时。这样才既可防暑降温，又不伤脾胃，还能品尝西瓜的甜沙滋味。

1.西瓜酪

材料：西瓜1个（约重2500克），罐头橘子100克，罐头菠萝100克，罐头荔枝100克，白糖350克，桂花2.5克。

制法：整个西瓜洗净，在西瓜一端的1/4处打一圈人字花刀，将顶端取下，挖出瓜瓤，在瓜皮上刻上花纹。将西瓜瓤去籽，切成3厘米见方的丁。另把菠萝、荔枝也改成3厘米大小的丁。锅上火，放清水1250毫升，加入白糖煮开，撇去浮沫，下入桂花。等水开后把水过箩晾凉，放入冰箱。将西瓜丁、菠萝丁、荔枝丁和橘子装入西瓜容器内，浇上冰凉的白糖水即成。

功效：解暑除烦、止渴利尿。

2.西瓜粳米红枣粥

材料：西瓜皮50克，淡竹叶15克，粳米100克，红枣20克，白糖25克。

制法：将淡竹叶洗净，放入锅中，加水适量煎煮20分钟，将竹叶去之。把淘洗干净的粳米、切成碎块的西瓜皮及红枣同置入锅中，煮成稀粥后加入白糖即可食用。

功效：对心胸烦热、口舌生疮、湿热黄疸有效。

夏吃茄子，清热解毒又防痱

茄子是夏秋季节最大众化的蔬菜之一。鱼香茄子、地三鲜更是许多家常菜馆的必备菜肴。茄子营养丰富，富含蛋白质、脂肪、碳水化合物、维生素及钙、磷、铁等多种营养成分，特别是维生素P的含量很高，每100克中含750毫克，所以经常吃些茄子有助于防治高血压、冠心病、动脉硬化和出血性紫癜。

《随息居饮食谱》说茄子有"活血、止血、消痈"的功效。夏天常食茄子尤为适宜。它有助于清热解毒，容易生痱子、生疮疖的人，夏季多吃茄子可以起到预防作用。《本草纲目》中说："茄子性寒利，多食必腹痛下利。"所以，这种寒性的蔬菜最适宜的季节应该是夏季，进入秋冬季节后还是少吃为宜。

茄子的吃法有多种，既可炒、烧、蒸、煮，也可油炸、凉拌、做汤，不论荤素都能烹调出美味的菜肴。茄子善于吸收肉类的鲜味，因此配上各种肉类，其味道更加鲜美。

1.清蒸茄子

材料：茄子2个。

制法：把茄子洗净切开放在碗里，加油、盐少许，隔水蒸熟食用。

功效：清热、消肿、止痛，可用于内痔发炎肿痛、内痔便血、高血压、痔疮、便秘等症。

2.炸茄饼

材料：茄子300克，肉末100克，鸡蛋3个。

制法：将茄子洗净去皮，切片；肉末内加黄酒、精盐、葱、姜与味精，搅拌均匀；鸡蛋去壳打碎，放入淀粉调成糊，用茄片夹肉，撒少许干淀粉做成茄饼。锅内放油烧至六成热时，茄饼挂糊，逐个下锅炸至八成熟时捞出。待油温升到八成热时，再将茄饼放入复炸，至酥脆出锅，撒上椒盐末即成。

功效：和中养胃，胃纳欠佳、食欲不振者尤宜服食。

正确用膳，预防三种"夏季病"

感冒、腹泻、中暑是夏季常见的三种高发病。中医把夏季的感冒称为热伤风，多由阳气外泄引起。由于夏季人们出汗较多，消耗较大，容易使人体阳气外泄，而且天热很多人吃饭不规律，造成抵抗力下降，易患感冒。所以夏季人们应多补充营养，多吃一些祛湿防感冒的食品，如绿豆粥。

不少人在夏天有贪凉的习惯，容易导致腹泻的发生。每天吃饭时可以吃一两瓣蒜，对于预防急性的肠道传染病非常有效。

中暑最常见的是突然头冒冷汗、头晕、恶心甚至呕吐，或者突然体力不支等症状。

下面是《本草纲目》中推荐的两道夏季防病菜肴。

1.苦瓜瘦肉汤

夏季吃苦瓜有清热祛暑，提高免疫力的功能，可以达到清心火、补肾、预防感冒的目的，而且苦瓜还有明目解毒的作用。

2.香菇干贝豆腐

香菇中所含不饱和脂肪酸很高，还含有大量的可转变为维生素D的麦角甾醇和菌甾醇，对于增强免疫力和预防感冒有良好效果。香菇可预防血管硬化，降低血压。另外，糖尿病患者多吃香菇也能起到一定的食疗作用。

桃李不言杏当前——大自然恩赐的福寿果

夏天是很多瓜果成熟的季节，桃、杏、李子就是这个季节的主要水果。其中桃自古就被看作是福寿吉祥的象征。人们认为桃子是仙家的果实，吃了可以长寿，故又有"仙桃""寿果"的美称。《西游记》里提到王母娘娘的蟠桃，吃上一个就可以长生不老。

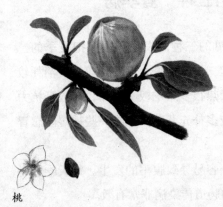

桃

长生不老的蟠桃自然是神话，但桃的确是一种营养价值很高的水果，并以其果形美观、肉质甜美被称为"天下第一果"。人们常说鲜桃养人。《本草纲目》中记载，"桃子性味平和、营养价值高"。桃中除了含有多种维生素、果酸以及钙、磷等无机盐外，它的含铁量为苹果和梨的4~6倍。其含有大量的B族维生素和维生素C，能促进血液循环，使面部肤色健康、红润。中医认为，桃味甘酸，性微温，具有补气养血、养阴生津、止咳杀虫等功效。桃对治疗肺病有独特功效，唐代名医孙思邈称桃为"肺之果，肺病宜食之"。夏季桃成熟，实为大自然对人们的福寿恩赐。

未成熟桃的果实干燥后，称为碧桃干，性味苦、温，有敛汗、止血之功能。阴虚盗汗、咳血的患者将10~15克碧桃干加水煎服，有治疗作用。跌打外伤瘀肿患者，可用桃仁、生栀子、大黄、降南香各适量放在一起研成粉末，用米醋调服，可消瘀去肿，治愈外伤。

杏可生食，也可以用未熟果实加工成杏脯、杏干等，具有止咳平喘、滋润补肺、润肠通便的功效。可降低人体内胆固醇含量，保护视力、预防目疾，补充人体营养，提高抗病能力，对癌细胞有灭杀作用，还具有预防心脏病和减少心肌梗死的作用。常食杏脯、杏干，对心脏病患者有一定好处。适合缺铁性贫血、伤风咳嗽、老年性支气管炎、哮喘、牙痛、肺结核、浮肿患者食用。癌症患者及术后放疗者、化疗者、有呼吸系统问题的人尤其适宜食用，与猪肺同食，可使润肺效果更加显著。

李子也是初夏时期的主要水果之一。祖国中医理论认为，李子味甘酸、性凉，具有清肝涤热、生津液、利小便之功效，特别适合于治疗胃阴不足、口渴咽干、大腹水肿、小便不利等症状。

李子中的维生素B_{12}有促进血红蛋白再生的作用，贫血者适度食用李子对健康大有益处。

李子对肝病也有较好的保养作用。孙思邈评价李子时曾说："肝病宜食之。"

民间俗语有"桃养人，杏伤人，李子树下吃死人"的说法，但这并不是说桃就可以无限制地吃，杏和李子就一定要远离。桃、杏、李子都是夏季的主要水果，食用上要有一定的讲究，比如桃子吃多了容易上火，凡是内热偏盛、易生疮疖的人不宜多吃；产妇、幼儿、病人，特别是糖尿病患者，不宜吃杏或杏制品；多食李子会使人生痰、助湿，故脾胃虚弱者宜少吃。

清热解暑，"香薷饮"功不可挡

香薷饮是中医有名的方剂，是夏日解暑的良方，由香薷散演变而来，药味相同，制成散剂叫香薷散，熬成煎剂就是香薷饮。此方源自宋代的《太平惠民和剂局方》，由香薷、厚朴、扁豆三味药组成。香薷素有"夏月麻黄"之称，长于疏表散寒，祛暑化湿；扁豆清热涤暑，化湿健脾；厚朴燥湿和中，理气开痞。三物合用，共奏外解表寒，内化暑湿之效。按《红楼梦》所述，林黛玉的"中暑"，不过是她到了清虚观之后，因天气炎热，寻那阴凉所在多待了一会儿，受了寒，得了病。所以她的中暑属于阴暑，并不严重，故服用"香薷饮"，显系对症之方。

此方的主药香薷，又名西香薷，是唇形科植物海洲香薷的带花全草。全身披有白色茸毛，有浓烈香气。中医认为，香薷性味辛、微温，入肺、胃经，有发汗解表，祛暑化湿，利水消肿之功。外能发散风寒而解表，内能祛暑化湿而和中，性温而不燥烈，发汗而不峻猛，故暑天感邪而致恶寒发热，头重头痛，无汗，胸闷腹痛，吐泻者尤适用。故《本草纲目》上说："世医治暑病，以香薷为首药。"《本草正义》记载："香薷气味清冽，质又轻扬，上之能开泄腠理，宣肺气，达皮毛，以解在表之寒；下之能通达三焦，疏膀胱，利小便，以导在里之水"。

药理研究表明，香薷发散风寒，有发汗解热作用，并可刺激消化腺分泌及胃肠蠕动，对肾血管产生刺激作用而使肾小管充血，滤过压增高，呈现利尿作用。因此，夏日常用香薷煮粥服食或泡茶饮用，既可预防中暑，又可增进食欲。但香薷有耗气伤阴之弊，气虚、阴虚、表虚多汗者不宜选用。

除此之外，香薷还能祛暑化湿，故对暑天因乘凉所引起的怕冷、发热、无汗及呕吐、腹泻等症有效，是一味常用的药品。其性温辛散，多适用于阴暑病症，正如前人所说："夏月之用香薷，犹冬月之用麻黄。"故在临床用于祛暑解表时必须具备怕冷及无汗的症候。如属暑湿兼有热象的，可配黄连同用。至于暑热引起的大汗、大热、烦渴等症，就不是香薷的适应范围了。

下面将香薷饮的制作方法告诉大家，以供参考。

材料：香薷10克，白扁豆、厚朴各5克。

制法：将三药择净，放入药罐中，加清水适量，浸泡10分钟后，水煎取汁。

功效：可解表散寒，化湿中和，适用于外感于寒、内伤于湿所致的恶寒发热、头重头痛、无汗胸闷或四肢倦怠、腹痛吐泻等症。

用法：分次饮服，每日1剂。

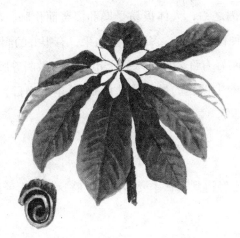

厚朴

第三节
润肺滋阴之秋季养生

防秋燥，应季水果要多吃

入秋以后，空气干燥，中医把这种气候特点称为"燥"。秋燥是外感六淫的病因之一，人体极易受燥邪侵袭而伤肺，出现口干咽燥、咳嗽少痰等各种秋燥病症。多吃一些水果，有很好的润燥作用。

这个季节刚好有许多新鲜水果上市，具有滋阴养肺、润燥生津之功效，是秋季养生保健的最佳辅助食品。《本草纲目》中记载了如下最适合秋季的水果。

1.梨

前面我们已经讲到了秋季要多吃梨，在这里不再赘述。

2.柑橘

《本草纲目》说柑橘性凉味甘酸，有生津止咳、润肺化痰、醒酒利尿等功效，适用于身体虚弱、热病后津液不足口渴、伤酒烦渴等症，榨汁或蜜煎，治疗肺热咳嗽尤佳。

3.柿子

柿子有润肺止咳、清热生津、化痰软坚之功效。《本草纲目》说鲜柿生食对肺痨咳嗽、虚热肺痿、咳嗽痰多、虚劳咯血等症有良效。红软熟柿可治疗热病烦渴、口干唇烂、心中烦热、热痢等症。

4.石榴

《本草纲目》说石榴性温味甘酸，有生津液、止烦渴作用。凡津液不足、口燥咽干、烦渴不休者，可作食疗佳品。石榴捣汁或煎汤饮，能清热解毒、润肺止咳、杀虫止痢，可治疗小儿疳积、久泻久痢等。

5.葡萄

葡萄营养丰富，酸甜可口。《本草纲目》说葡萄具有补肝肾、益气血、生津液、利小便等功效。生食能滋阴除烦，捣汁加熟蜜浓煎收膏，开水冲服，治疗烦热口渴尤佳。经常食用，对神经衰弱和过度疲劳均有补益。葡萄制干后，铁和糖的含量相对增加，是儿童、妇女和体弱贫血者的滋补佳品。

6.大枣

枣是《本草纲目》中最常提到的一种水果，具有很好的滋补作用。大枣能养胃和脾、益气生津，有润心肺、补五脏、疗肠癖、治虚损等功效。中医常用其治疗小儿秋痢、妇女脏燥、肺虚咳嗽、烦闷不眠等症，是一味用途广泛的滋补良药。

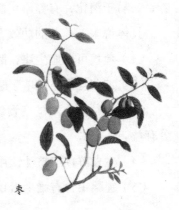

枣

7.荸荠

荸荠可煮熟食用,《本草纲目》言其具有清热生津、化湿祛痰、凉血解毒等功效,可治疗热病伤津、口燥咽干、肺热咳嗽、痰浓黄稠等症,与莲藕榨汁共饮效果更佳。

秋令时节,新采嫩藕胜太医

秋令时节,正是鲜藕应市之时。鲜藕除了含有大量的碳水化合物外,蛋白质和各种维生素及矿物质含量也很丰富。其味道微甜而脆,十分爽口,是老幼妇孺、体弱多病者的上好食品和滋补佳珍。

莲藕含有丰富的维生素,尤其是维生素K、维生素C、铁和钾的含量较高。它常被加工成藕粉、蜜饯、糖片等补品。莲藕的花、叶、柄,莲蓬的莲房,荷花的莲须都有很好的保健作用,可做药材。

中医认为,生藕性寒,甘凉入胃,可消瘀凉血、清烦热、止呕渴。适用于烦渴、酒醉、咳血、吐血等症,是除秋燥的佳品。妇女产后忌食生冷,唯独不忌藕,因为藕有很好的消瘀作用,故民间有"新采嫩藕胜太医"之说。熟藕,其性由凉变温,有养胃滋阴、健脾益气的功效,是一种很好的食补佳品。而用藕加工制成的藕粉,既富有营养,又易于消化,有养血止血、调中开胃之功效。

具体说来,莲藕的功效有以下几种。

(1)莲藕可养血生津、散瘀止血、清热除湿、健脾开胃。

(2)莲藕含丰富的单宁酸,具有收缩血管和降低血压的功效。

(3)莲藕含丰富的膳食纤维,对治疗便秘、促进有害物质排出十分有益。

(4)生食鲜藕或挤汁饮用,对咳血、尿血等症有辅助治疗作用。

(5)莲藕中含有维生素B_{12},对防治贫血病颇有效。

（6）将鲜藕500克洗净，连皮捣汁加白糖适量搅匀，用开水冲服，可补血、健脾、开胃，对治疗胃溃疡出血效果颇佳。

藕节是一味著名的止血良药，其味甘、涩，性平，含丰富的鞣质、天门冬素，专治各种出血，如吐血、咳血、尿血、便血、子宫出血等症。民间常用藕节六七个，捣碎加适量红糖煎服，用于止血，疗效甚佳。凡脾胃虚寒、便溏腹泻及妇女寒性痛经者均忌食生藕；胃、十二指肠溃疡者少食。

另外，由于藕性偏凉，所以产妇不宜过早食用，一般在产后1~2周后再吃藕可以逐瘀。在烹制莲藕时要忌用铁器，以免导致食物发黑。

1.鲜藕茶

材料：鲜莲藕250克，红糖20克。

制法：把洗净的莲藕切成薄片，放入锅中，加水适量以中火煨煮半小时左右，再加入红糖拌匀即可。

功效：清热去火，养胃益血。

2.藕粉粥

材料：藕粉100克，粳米100克，红糖适量。

制法：将粳米淘洗干净，放入锅中加水煨煮，待粥将稠时，放适量红糖和已经用冷开水拌匀的藕粉，最后搅拌成稠粥即可。

功效：安神补脑、健脾止血。

秋季常食百合，润肺、止咳又安神

夏天是百合的收获季节，采摘下的新鲜百合可以洗净剥开，晾晒风干，制成百合干，既便于保存，又方便食用。可以将百合加工成百合粉、百合精冲剂或者百合饼干食用。在干燥的秋季，百合是老幼咸宜的药食佳品。《本草纲目》中记载，百合有润肺止咳、宁心安神、补中益气的功效。

这里我们着重介绍一下百合的养生保健功效。

1.润肺止咳

百合鲜品富含黏液质，具有润燥清热作用，中医用之治疗肺燥或肺热咳嗽等症常能奏效。

2.宁心安神

百合入心经，性微寒，能清心除烦，宁心安神，用于热病后余热未消、神思恍惚、失眠多梦、心情抑郁、喜悲伤欲哭等。

3.美容养颜

百合洁白娇艳，鲜品富含黏液质及维生素，对皮肤细胞新陈代谢有益。常食百合，有一定美容养颜作用。

4.防老抗衰

百合中所含的蛋白质、B族维生素、维生素C、粗纤维、多种矿物质以及蔗糖、果胶、胡萝卜素、生物碱等物质，对防止皮肤衰老和治疗多种皮肤疾病都有很好的效果。并且可以舒展皮肤，逐渐消除面部皱纹，治愈一些如皮疹、痱子等皮肤病。

用百合制作羹汤是最常见的食法。百合可以与绿豆、莲子、肉类、蛋类等不同食物同煮成汤，各具风味，可以在一饱口福的同时，达到养颜美容的作用。单用一味百合加糖煮烂制成的百合羹也相当爽口，是既养生又养颜的佳肴。

使用百合美容的方法如下：

（1）将鲜百合片漂洗后加糖煨烂，制成百合羹。

（2）百合同瘦肉、鸡蛋制成百合瘦肉汤，不但能美容，还可食补。

（3）将百合同绿豆一起煮，可预防生痱子，亦能治疗痱毒。

（4）鲜百合100克洗净，加水煮烂，加入生鸡蛋2个，等蛋煮熟后加白糖少许即成。

需要注意的是，百合性寒黏腻，脾胃虚寒、湿浊内阻者不宜多食。

百合红枣银杏羹

材料：百合50克，红枣10枚，白果50克，牛肉300克，生姜2片，盐少许。

制法：将新鲜牛肉用滚水洗净，切薄片；白果去壳，用水浸去外层薄膜。百合、红枣和生姜洗净，红枣去核，生姜去皮。瓦煲内加入适量清水，烧开后放入百合、红枣、白果和生姜片，用中火煲至百合将熟，加入牛肉继续煲至牛肉熟，加盐少许即食。

功效：润肺益气，补血养阴，滋润养颜。

枇杷，生津、润肺、止咳的良药

枇杷，又称腊兄、金丸等，因外形似琵琶而得名。枇杷清香鲜甜，略带酸味，产自我国淮河以南地区，以安徽"三潭"的最为著名。在徽州民间有"天上王母蟠桃，地上三潭枇杷"之说，枇杷与樱桃、梅子并称为"三友"。

祖国医学认为，枇杷性甘、酸、凉，具有润肺、化痰、止咳等功效。《本草纲目》中说，枇杷"止渴下气，利肺气，止吐逆，主上焦热，润五脏"。"枇杷叶，治肺胃之病，大都取其下气之功耳，气下则火降，而逆者不逆，呕者不呕，渴者不渴，咳者不咳矣"。

此外，枇杷中所含的有机酸能刺激消化腺分泌，对增进食欲、帮助消化吸收、止渴解暑有很好的疗效；枇杷中含有苦杏仁苷，能够润肺止咳、祛痰，治疗各种咳嗽；枇杷果实及叶有抑制流感病毒的作用，常吃可以预防四时感冒；枇杷叶可晾干制成茶叶，有泄热下气、和胃降逆的功效，为止呕的良品，可治疗各种呕吐呃逆。

需要注意的是，脾虚泄泻者忌食；枇杷含糖量高，糖尿病患者也要忌食。另外，枇杷仁有毒，不可食用。

1.枇杷冻

材料：枇杷500克，琼脂10克，白糖150克。

制法：将琼脂用水泡软；将枇杷洗净，去皮，一剖为二，去核。锅置火上，放入适量清水、糖和琼脂，熬成汁；将枇杷放入碗中，倒入琼脂汁，晾凉，放入冰箱内冷冻即成。

功效：可增进食欲，帮助消化，提高视力，保持皮肤健康，促进胎儿发育。

2.秋梨枇杷膏

材料：雪梨6个，枇杷叶5片，蜜糖5汤匙，南杏10粒，蜜枣2颗，砂纸1张。

制法：先将5个雪梨切去1/5做盖，再把梨肉和梨心挖去。把枇杷叶、南杏和蜜枣洗净，放进梨内。余下的1个梨削皮、去心、切小块，将所有梨肉和蜜糖拌匀，分放入每个雪梨内，盖上雪梨盖，放在炖盅里，封上砂纸，以小火炖2小时即成。

功效：生津润肺，止咳化痰。

"多事之秋"应多喝蜂蜜少吃姜

入秋以后，以干燥气候为主，空气中缺少水分，人体也缺少水分。为了适应秋天这种干燥的特点，我们必须经常给自己的身体"补液"，以缓解干燥气候对我们人体的伤害。

我们知道，在秋天进行补水是必不可少的。但对付秋燥不能只喝白开水，最佳饮食良方是："朝朝盐水，晚晚蜜汤。"换言之，喝白开水，水易流失，若在白开水中加入少许食盐，就能有效减少水分流失。白天喝点盐水，晚上则喝点蜜水，这既是补充人体水分的好方法，又是秋季养生、抗拒衰老的饮食良方，同时还可以防止因秋燥而引起的便秘，真是一举三得。

蜂蜜所含的营养成分特别丰富，主要成分是葡萄糖和果糖，两者的含量达70%。此外，还含有蛋白质、氨基酸、维生素A、维生素C、维生素D等。蜂蜜具有强健体魄、提高智力、增加血红蛋白、改善心肌等作用，久服可延年益寿。蜂蜜对神经衰弱、高血压、冠状动脉硬化、肺病等，均有疗效。《本草纲目》记载，蜂蜜味甘、性平和，有清热、补中、解毒、润燥、止痛的功效。在秋天经常服用蜂蜜，不仅有利于这些疾病的康复，还可以防止秋燥对人体的伤害，起到润肺、养肺的作用，从而使人健康长寿。

秋燥时节，尽量不吃或少吃辛辣烧烤之类的食品，包括辣椒、花椒、桂皮、生姜、葱及酒等，特别是生姜。这些食品属于热性，在烹饪中会失去不少水分，食后容易上火，从而加重秋燥对人体的危害。当然，将少量的葱、姜、辣椒作为调味品问题并不大，但不要常吃、多吃。比如生姜，它含挥发油，可加速血液循环；同时含有姜辣素，具有刺激胃液分泌、兴奋肠道、促进消化的功能；生姜还含有姜酚，可减少胆结石的发生。生姜虽有利，但也有弊，因此不可多吃。尤其是在秋天最好少吃，因为秋天气候干燥，燥气伤肺，再吃辛辣的生姜，更容易伤害肺部，加剧人体失水、干燥。古代医书亦有记载："一年之内，秋不食姜；一日之内，夜不食姜。"

当秋天来临之际，我们最好"晨饮淡盐水、晚喝蜂蜜水，拒食生姜"，如此便可安然度过"多事之秋"。

秋季进补，养肺补肝七良方

从传统中医的五行理论来看，秋季和肺在五行中属金，故肺气最旺，又因金克木，肝属木，故肝气较弱，所以秋季进补应重在养肺补肝。《寿亲养老新书》中说："减辛增酸，以养肝气。"因为秋燥易伤阴，故而应注意少吃辛辣之品，肝气得以补益，则有助于滋养肺脏。下面是《本草纲目》中推荐的几种适合秋季服用的药茶和药膳。

1.芝麻甜杏茶

材料：黑芝麻250克，甜杏仁50克，白糖与蜂蜜各50克。

制法：将黑芝麻炒熟研末，甜杏仁捣烂成泥，与白糖和匀后隔水蒸1~2小时，晾凉后即可。服用时加蜂蜜1~2匙。每次2匙，每日2次。

功效：补益肝肾，润肺止咳。

2.桑菊薄荷茶

材料：桑叶、菊花、薄荷各10克。

制法：清水适量煮沸，将桑叶、菊花、薄荷一起投入水中煮10~15分钟即成。不拘时饮。

功效：疏风散热，清肝明目，可缓解风热感冒引致的咳嗽。

3.青果绿茶

材料：青果3枚，绿茶2克，冰糖适量。

制法：将青果洗净后捣破，放入绿茶和冰糖，冲入开水晾凉后即可。在口中含1~2分钟后慢慢咽下。不拘时饮。

功效：清热利咽，净口明目，可缓解口腔溃疡。

4.蜂蜜藕汁

材料：鲜藕500克，蜂蜜20克。

制法：将鲜藕洗净后绞汁，加蜂蜜即成。在口中含1~2分钟后慢慢咽下。不拘时饮。

功效：清热凉血，利咽通便，可缓解慢性咽喉炎。

5.生梨粥

材料：生梨2个，粳米50克，冰糖30克。

制法：粳米淘洗干净放适量水煮沸，生梨削皮去核，切成1厘米左右的小块，待粥煮沸后投入梨块煮至粥稠，加冰糖即可。每次1小碗，每日2次。

功效：生津润燥，清热止咳，去痰降火。

6.何首乌红枣粥

材料：何首乌20克，红枣10枚，粳米50克。

制法：将何首乌洗净、晒干、碾碎，粳米、红枣淘洗干净放适量水煮沸，待粥煮沸后投入何首乌碎末搅匀，煮至粥稠即可。每次1小碗，每日2次。

功效：乌发生发，平肝降脂，是脂肪肝、高脂血症的辅助食疗方。

7.百合枇杷羹

材料：鲜百合、枇杷（去皮、去核）、藕粉各30克，白糖50克。

制法：将洗净的百合、枇杷肉共用中火煮熟，放入调好的藕粉成羹，再放入白糖。每次1小碗，每日2次。

功效：滋阴润肺，清热止咳。

金色的秋季是尽享美味水果的时候，可吃一些柚子、柠檬、猕猴桃、生梨、石榴、柑橘、金橘和葡萄等甘酸兼有的水果。因为酸味入肝，甘味入脾，以上水果可补肝健脾，有滋阴养肺的作用。

远离燥邪，将滋阴贯彻到底

很多人一到秋天，精神就开始萎靡，心情也灰暗了下去。这种状态就是常说的"悲秋"。秋季，阳气开始收减，阴气初升，天气由暖转凉，因此人在秋季养生应顺应自然界的变化，着眼于"收敛"。到了秋天，春夏的繁荣热闹被"落木萧萧"的景象所代替，人难免伤感，表现出抑郁、烦躁等不良情绪。这些消极的情绪会潜移默化地影响人的脏腑功能和气血运行，有损于健康。因此，要培养积极、乐观的正面情绪。

由于在夏季出汗过多，体液损耗较大，身体各组织都会感觉缺水，人在秋季就容易出现口干舌燥、便秘、皮肤干燥等病症。也就是我们常说的"秋燥"。预防秋燥，补水首当其冲。秋季天气干燥，要多吃滋阴润燥的食物，梨、糯米、蜂蜜等都是不错的选择。酸性食物具有收敛、补肺的功能，要多吃些。不要吃辛辣的食物。

《本草纲目》里说，麦冬可以养阴生津，润肺清心。对于肺燥干咳，津伤口渴，心烦失眠，内热消渴，肠燥便秘等都有效。而百合入肺经，补肺阴，清肺热，润肺燥，对"肺脏热，烦闷咳嗽"有效。所以，要防止秋燥，用麦冬和百合最适宜。

具体如何来滋阴润燥呢？有这些小窍门。

1.少说点话补气

少说话是为了保护肺气，人每天不停地说话会伤气，其中最易伤害肺气和心气。补气不妨试试西洋参麦冬茶。

西洋参麦冬茶

材料：西洋参10克，麦冬10克。

制法：泡水，代茶饮，每天1次。

2.多食百合,润肤又润肺

秋天对应人体的肺脏，而肺脏主管人体皮肤，所以皮肤的好坏与人体肺脏有关。食物以多吃百合为最佳，这是因为百合有润肺止咳、清心安神、补中益气的功能。秋天多风少雨，气候干燥，皮肤更需要保养，多食百合有滋补、养颜、护肤的作用。但百合甘寒质润，凡风寒咳嗽、大便溏泄、脾胃虚弱者忌用。《本草纲目》中记载了这样一个润肺的方子。

蜜蒸百合

材料：百合、蜂蜜。

制法："用新百合四两，加蜜蒸软，时时含一片吞津。"

功效：止咳润肺，补中益气。

除此之外，《本草纲目》中记载，梨肉有清热解毒、润肺生津、止咳化痰等功效。生食、榨汁、炖煮或熬膏，对肺热咳嗽、麻疹及老年咳嗽、支气管炎等症有较好的治疗效果。若与荸荠、蜂蜜、甘蔗等榨汁同服，效果更佳。但梨是寒性水果，寒性体质、脾胃虚弱的人应少吃。香蕉有润肠通便、润肺止咳、清热解毒、助消化和健脑的作用。但胃酸过多者不宜吃香蕉，胃痛、消化不良、腹泻者也应少吃。

秋季，人体内的阳气顺应自然界的变化，也开始收敛，因此不宜添加过多的衣服，但深秋时候天气变冷，应加衣以预防感冒。运动是一个不错的方法，适合在秋季进行的运动有打羽毛球、爬山、慢跑、散步、打篮球、登山等。有种简便的方法是：晨起闭目，采取坐势，叩齿36次，舌在口中搅拌，口中液满后，分三次咽下，在意念的作用下把津液送到丹田，进行腹式呼吸，用鼻吸气，舌舔上腭，用口呼气。连续做10次。

第四节
补肾补血之冬季养生

"菜中之王"大白菜让你健康快乐过寒冬

大白菜又称结球白菜、黄芽菜，古称菘菜，是冬季上市的最主要的蔬菜，有"菜中之王"的美称。由于大白菜营养丰富，味道清鲜适口，做法多样，又耐贮藏，所以是人们常食的蔬菜。

冬季天气寒冷，人们都会穿得很厚，长时间待在温暖的室内，人体的阳气处于潜藏的状态，需要食用一些滋阴潜阳理气之类的食物，于是大白菜就成了这个季节的宠儿。

大白菜的营养价值很高，含蛋白质、脂肪、膳食纤维、水分、钾、钠、钙、镁、铁、锰、锌、铜、磷、硒、胡萝卜素、烟酸、维生素B_1、维生素B_2、维生素C还有微量元素钼等多种营养成分。

大白菜营养丰富，对人体有很好的保健作用。《本草纲目》中说大白菜"甘渴无毒，利肠胃"。祖国医学认为，大白菜味甘，性平，有养胃利水、解热除烦之功效，可用于治感冒、发烧口渴、支气管炎、咳嗽、食积、便秘、小便不利、冻疮、溃疡出血、酒毒、热疮。由于其含热量低，还是肥胖病及糖尿病患者很好的辅助食品；含有的微量元素钼，能阻断亚硝胺等致癌物质在人体内的生成，是很好的防癌佳品。

大白菜含有丰富的纤维素，不仅可以促进肠蠕动，帮助消化，防止大便干燥，还可用来防治结肠癌。特别值得推崇的是，大白菜中维生素E的含量比较丰富，可防治黄褐斑、老年斑，是一种经济健康的美容美颜蔬菜。因为维生素E是脂质抗氧化剂，能够抑制过氧化脂质的形成，而老年斑就是由于过氧化脂质增多造成的。所以，常吃大白菜能抗皮肤衰老，减缓老年斑的出现。

需要注意的是，白菜在凉拌和炖菜时最好与萝卜分开来，不要混杂在一起，那样可能会产生诸如相互破坏营养成分的不利影响。

北方地区的居民经常把大白菜腌制成酸菜，专家提醒，经常吃酸菜会对健康不利，特别是大白菜在腌制9天时，是亚硝酸盐含量最高的时候。因此腌制白菜至少要15天以后再食用，以免造成亚硝酸盐中毒。

有的人在食用大白菜时喜欢炖着吃，实际上各种蔬菜都是急火快炒较有营养，炖的过程中，各种营养素尤其是维生素C的含量会损失较多。

另外，有慢性胃炎和溃疡病的人，大白菜要少吃一些。

1.栗子炖白菜

材料：生栗子200克，白菜200克，鸭汤、盐、味精各适量。

制法：栗子去壳，切成两半，用鸭汤煨至熟透，白菜切条放入，加入盐、味精少许，白菜熟后勾芡即可。

功效：健脾补肾，补阴润燥。

2.海米白菜汤

材料：白菜心250克，海米30克，高汤500克，火腿6克，水发冬菇2个，精盐3克，味精2克，鸡油6克。

制法：将白菜心切成长条，用沸水稍烫，捞出控净水，海米用温水泡片刻，火腿切成长条片，把冬菇择洗净，挤干水后，切两半。汤勺内加高汤、火腿、冬菇、海米、白菜条、精盐烧开，撇去浮沫，待白菜烂时加味精，淋上鸡油即成。

功效：排毒养颜，预防感冒。

冬至吃狗肉，养好身体第一位

在20世纪80年代，电影《少林寺》称得上是中国功夫片中的经典之作。电影里有这样一组镜头：几个年轻气盛的和尚因苦练功夫消耗了大量的体力，每天的清汤素菜使他们饥肠辘辘。于是他们不顾斋戒，在野外偷偷烤烧狗肉，谁知狗肉香飘数里，引得很有定力的住持寻味而至，双手合十，口念："狗肉穿肠过，佛祖心中留。善哉！善哉！"和尚偷吃狗肉的情节饶有趣味，给人们留下了深刻印象。

这当然是影片中一个虚构的有趣场景，但是狗肉的醇香却是不容置疑的。在民间就有"寒冬至，狗肉肥""狗肉滚三滚，神仙站不稳""吃了狗肉暖烘烘，不用棉被可过冬""喝了狗肉汤，冬天能把棉被当"的俗语。由于狗肉味道醇厚，芳香四溢，有的地方又叫香肉，它与羊肉都是冬至进补的佳品。

狗肉味甘、咸、酸，性温，具有补中益气、温肾助阳之功效，非常符合冬季进补之要义。《本草纲目》说狗肉："安五脏，补绝伤，轻身益气，宜肾，补胃气，壮阳道，暖腰膝，益气力。补五劳伤，益阳事，补血脉，厚肠胃，实下焦，填精髓。"故此，中医历来认为狗肉是一味良好的中药，有补肾、益精、温补、壮阳等功用。现代医学研究证实，狗肉对人体的内分泌、消化、神经、生殖系统等疾病有一定的治疗作用。它可以强壮人体，提高人体的免疫力和消化功能，增强性能力等。

但是狗肉性温热，多食易生热助火，故凡发热病、阴虚火旺炎症、湿疹、痈疽、疮疡等患者忌食；因狗肉含嘌呤类物质，故痛风患者忌食，孕妇亦忌食。另外，狗肉与鲤鱼相克，不宜共食，更不宜同烹。吃完狗肉后千万不要再喝茶。狗肉也不能与大蒜同食，否则易助火损人，火热阳盛体质的人更应忌食。

沛县狗肉

材料：狗肉750克，甲鱼1只约650克，葱、姜片各50克，绍酒50克，酱油20克，精盐10克，味精2克，白糖5克，八角5克，花椒10克（用纱布包好），硝水15克，汤800克。

制法：将狗肉切块，用绍酒、葱、姜各适量，精盐6克及硝水拌匀腌渍约2小时，再用清水泡约1小时，然后将甲鱼宰杀治净，剁成块。将狗肉块下入沸水锅中焯透捞出。将甲鱼沸水锅内焯透捞出，放入砂锅内，加入余下调料（不含味精）、狗肉块及汤，盖严盖，炖至熟烂，去掉葱、姜，加入味精即成。

功效：温肾散寒，壮阳益精。

鲫鱼，"冬月肉厚子多，其味尤美"

鲫鱼又名鲋鱼，另称喜头，为鲤科动物，全国各地均产。《吕氏春秋》载："鱼火之美者，有洞庭之鲋。"可知鲫鱼自古为人崇尚。鲫鱼肉嫩味鲜，尤其适于做汤，具有较强的滋补作用。冬季是吃鲫鱼的最佳季节。明代著名的医学家李时珍赞美冬鲫曰："冬月肉厚子多，其味尤美。"民谚也有"冬鲫夏鲤"之说。

鲫鱼所含的蛋白质质优、齐全、易于消化吸收，是肝肾疾病、心脑血管疾病患者的良好蛋白质来源，常食可增强抗病能力。

《本草纲目》中记载："鲫鱼性温，味甘，健脾利湿、和中开胃、活血通络、温中下气。"对脾胃虚弱、水肿、溃疡、气管炎、哮喘、糖尿病患者有很好的滋补食疗作用；产后妇女炖食鲫鱼汤，可补虚通乳；先天不足，后天失调，以及手术后、病后体虚形弱者，经常吃一些鲫鱼都很有益；肝炎、肾炎、高血压、心脏病、慢性支气管炎等疾病的患者也可以经常食用，以补充营养，增强抗病能力。另外，鲫鱼子能补肝养目，鲫鱼脑有健脑益智的作用。

吃鲫鱼时，清蒸或煮汤营养效果最佳，若经煎炸则上述的功效会大打折扣。冬令时节食之最佳。鱼子中胆固醇含量较高，故中老年人和高血脂、高胆固醇者应忌食。

蛋奶鲫鱼汤

材料：鲫鱼1条，胡椒粒5颗，蛋奶（或牛奶）20克，姜10克，葱10克，盐、鸡精各适量。

制法：将鲫鱼剖腹后，清洗干净待用。把鲫鱼放置3成热的油中过油，以去除鲫鱼的腥味。加入适量水和调料，用小火清炖40分钟。起锅时加入少许蛋奶，能使汤变得白皙浓稠，口感更佳。

功效：健脾利湿，美容除皱。

春节过后一定要健脾理气、消积化滞

大家应该都有这样的经验，每年春节过后，经常会觉得腹胀，食欲也大减。其实这是因为节日里吃了太多油腻之物，损伤了脾胃，造成了积滞。所以，春节过后一定要健脾理气、消积化滞。

哪些食物有这样的功效呢？《本草纲目》言，山楂有"消肉积之功"，所以"凡脾弱食物不克化，胸腹酸刺胀闷者，于每食后嚼两三枚，绝佳"。柚子能"去肠胃中恶气，解酒毒，治饮酒人口气，不思食口淡，化痰止咳"。此外，相应的食物还有砂仁等。

1.山楂玉米胡萝卜汤

材料：生山楂15克，玉米150克，胡萝卜150克，猪瘦肉200克。

制法：将猪瘦肉洗净，切小块，山楂洗净，玉米、胡萝卜洗净切块，与猪瘦肉一同放入砂锅，加适量水，武火煮沸，再用文火煮1.5小时即成。

功效：有清热健脾、养阴生津的功效。

2.芹菜煲大枣

材料：芹菜200克，大枣50克。

制法：将芹菜洗净切成小段，与大枣一起放入砂锅内，加清水适量，大火煮沸，小火煮成汤，佐餐食用。

功效：有健脾疏肝、清热和胃的功用。

3.山药百合内金麦芽粥

材料：山药30克，鸡内金10克，百合20克，麦芽15克，粳米150克。

制法：将鸡内金、麦芽一同放入砂锅加适量清水，大火烧开，小火熬煮30分钟，去渣留汁。将山药、百合、粳米洗净，放入砂锅，加药汁及适量清水，大火煮沸，小火煮成粥。

功效：有健脾养阴、益气开胃的功效。

4.砂仁鲫鱼汤

材料：鲜鲫鱼一条，砂仁10克，陈皮5克，生姜、葱、精盐各适量。

制法：将鲜鲫鱼刮去鳞、鳃，剖腹去内脏，洗净，将砂仁放入鱼腹中，然后与陈皮共同放入砂锅内，加适量水，用大火烧开，放入生姜、葱、精盐，煮至汤浓味香即可。

功效：有醒脾开胃利湿的功效。

除了吃一些能够消食补脾的食物，节后饮食调养还要注意调整食法。过节总是吃得很多，三餐过后也会吃很多零食。而调养时则应当按照平常一样，三餐饮食做到饮食有节。其次，要进食热食，少吃黏硬、生冷食物。家中的老人及小孩要多吃松软、易消化的食物，注意避免一次进食过饱或进食过多煎炸黏硬的食物。好好调理，才能舒心过一个好年，也就不会因为饮食不当而影响身体健康了。

热汤——冬天里的一盆火

在寒冷的冬季喝上一碗精心烹制的好汤，不仅可以暖胃、暖身，还能预防各种疾病。下面为大家介绍几种适宜冬季喝的汤。

1.多喝鸡汤抗感冒

冬季喝鸡汤对感冒、支气管炎等防治效果显著，它可加快咽喉部及支气管黏膜的血液循环，增加黏液分泌，及时清除呼吸道病毒，促进咳嗽、咽干、喉痛等症状的缓解，特别有益于体弱多病者。

2.常喝骨汤抗衰老

50~59岁这个年龄段是人体微循环由盛到衰的转折期。如果中老年人不注意保养，皮肤就会变得干燥、松弛、弹性降低，出现皱纹，常有头晕、胸闷、神经衰弱等不适。骨汤中的特殊营养成分以及胶原蛋白等可疏通微循环，从而改善上述老化症状。

3.多喝面汤可增强记忆

乙酰胆碱是一种神经传递介质，可强化人脑记忆功能。补充脑内乙酰胆碱的最好办法就是多吃富含卵磷脂的食物，面条即其中之一。卵磷脂有一个特点，极易与水结合，故煮面条时，大量的卵磷脂会溶于汤中，因此多喝面汤可补脑并增强记忆力。

4.喝鱼汤可防哮喘

鱼汤中含有一种特殊的脂肪酸，具有抗炎作用，可阻止呼吸道发炎，防止哮喘病发作。每周喝2~3次鱼汤，可使因呼吸道感染而引起的哮喘病发生率减少75%。喝鱼汤可防哮喘，用大马哈鱼、金枪鱼、鲭鱼等多脂鲜鱼熬汤，防哮喘的效果更好。

5.喝菜汤可增强人体抗污染能力

各种新鲜蔬菜中都含有大量碱性成分，并易溶于汤中。喝蔬菜汤可使体内血液呈弱碱性，并使沉积于细胞中的污染物或毒性物质重新溶解，随尿排出体外，所以《本草纲目》中称蔬菜汤为"最佳的人体清洁剂"。

6.喝海带汤可促进人体新陈代谢

海带是一种含碘非常高的食物。碘元素有助于甲状腺激素的合成，此种激素具有产热效应，通过加快组织细胞的氧化过程，提高人体的基础代谢，并使皮肤血流加快，从而促进人体的新陈代谢。

冬日餐桌不可缺少的美食——腊八粥

每到腊八这天，几乎家家户户都会熬上一锅温软香甜的腊八粥。关于腊八粥的来历，有很多种说法，但不管怎样，这个习俗还是一直承袭了下来。腊八粥的材料没有定规，所有的五谷杂粮都可以入粥。《本草纲目》中说，冬天喝腊八粥可畅胃气、生津液，温暖滋补，可以祛寒。可根据各人的口味和身体状况不同，做成各种各样的腊八粥。

1.补脾健胃的薏米腊八粥

主要材料为粳米、糯米和薏米等。粳米含蛋白质、脂肪、碳水化合物、钙、磷、铁等成分，具有补中益气、养脾胃、和五脏、除烦止渴、益精等功用。糯米具有温脾益气的作用，适于脾胃功能低下者食用，对于虚寒泻痢、虚烦口渴、小便不利等有一定辅助治疗作用。薏米具有健脾、补肺、清热、渗湿的功能，经常食用对慢性肠炎、消化不良等症也有良效。

2.养心补肾的果仁腊八粥

主要材料为花生、核桃、莲子、枸杞、大枣、松子、栗子、粳米等。花生有"长生果"的美称，具有润肺、和胃、止咳、利尿、下乳等多种功能。核桃仁具有补肾纳气、益智健脑、强筋壮骨的作用，还能够增进食欲、乌须生发，核桃仁中所含的维生素E更是医药学界公认的抗衰老药物。对于经常失眠的患者，如果在粥里加点龙眼肉、酸枣仁将会起到很好的养心安神的作用。莲子可补气健脾。枸杞子具有延年益寿的作用，对血脂有辅助调节作用，是老年人的食疗佳品。大枣是一种益气养血、健脾的食疗佳品，对脾胃虚弱、血虚萎黄和肺虚咳嗽等症有一定疗效。松子能滋润心肺，通调大肠。栗子能补肾益气，治腰酸腿软。

3.降糖降脂的燕麦腊八粥

主要材料是燕麦、大麦、黑豆、红豆、绿豆、芸豆、粳米等。燕麦具有降低血中胆固醇浓度的作用，对于糖尿病以及糖尿病合并心血管疾病的患者很有好处。腊八粥中的各种豆能使蛋白互补，而且纤维素较高。糖尿病人喝腊八粥最好不要放糖，如果想吃甜食，可以放些甜菊糖、木糖醇。

4.补充蛋白质的黄豆腊八粥

主要材料为黄豆、红豆、芸豆、豌豆、绿豆、黑豆、粳米等。黄豆含蛋白质、脂肪、碳水化合物、粗纤维、钙、磷、铁、胡萝卜素、硫胺素、核黄素、烟酸等，营养十分丰富，并且具有降低血中胆固醇、预防心血管病、抑制多种恶性肿瘤、预防骨质疏松等多种保健功能。红豆含蛋白质、脂肪、碳水化合物、粗纤维、钙、磷、铁、硫胺素、核黄素、烟酸等，具有健脾燥湿、利水消肿之功，对于脾虚腹泻以及水肿有一定的辅助治疗作用。

5.滋阴益肾的黑米腊八粥

主要材料是黑米、枸杞、大枣、黑豆、糯米、葡萄干等。许多黑色食品都是绝好的美容食品。黑米含有多种维生素和锌、铁、硒等营养物质，能滋阴益肾，明目活血。黑豆蛋白质含量高，质量好，还含有丰富的不饱和脂肪酸和钙、铁、胡萝卜素及B族维生素。

6.补气血的香软腊八粥

主要材料是大枣、黑豆、花生仁、核桃、黄豆、青豆、松子、莲子、桂圆肉、粳米等。用这些材料做的腊八粥具有补气养血的作用，是准妈妈和新妈妈的理想选择。

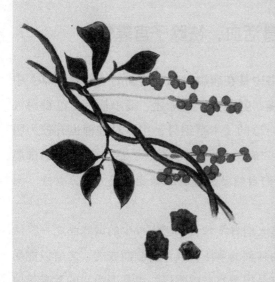

第六章

《本草纲目》中的「性」福指南

第一节
护养卵巢子宫，让女人更性感

红糖暖身活血，祛除子宫寒气

红糖最早出现于医书中是在唐朝时期，唐朝的《新修本草》中就有"……取法以为砂糖，甚益人"的陈述，简单概括了红糖对人体健康的益处。而在李时珍的《本草纲目》中，对红糖也有较为明确的描述，说红糖可以"和脾缓肝"，"补血、活血、通瘀、排恶露"。看了这些功效，我们自然就能理解红糖能够成为东方女性"闺蜜"的缘故了。

红糖和白糖一样，是人们日常膳食中必不可少的调味品之一。从制作工艺上讲，红糖是用甘蔗的茎压榨取汁炼制而成的，之所以能受到众多女性的喜爱，不仅是因为它口感醇厚，更是因为它的营养价值比白糖、砂糖高得多。在亚洲很多国家和地区，女性们都有服用红糖调理身体的习惯。比如在日本，红糖不仅是中老年女性的"好朋友"，也是站在美容前沿的年轻女性的最爱。正是由于红糖的这种与众不同的亲和力，才被称为"东方巧克力"。

在红糖具有的众多的养生功效中，美容、促消化、修身护肤、补血等这些功能都已经被大众所熟知，但红糖对子宫的养护作用这一特点还有很多人不甚了解。

红糖对于子宫的好处主要表现在女性产后的恢复上。经过实践证明，喝红糖水有利于子宫收缩、复原和恶露的排出。红糖中含有十分丰富的微量元素，其中有些微量元素具有刺激机体造血的功能，有利于机体保持健康，肌肤保持红润的气色。

这里为大家推荐一款姜枣红糖的传统方。

材料：干姜5克，干枣15克，红糖30克。

制法：将干枣去核，洗净；同时，干姜洗净，切成片。然后往锅里放入干枣、干姜片、红糖，加水适量，煮20分钟即可。

功效：在这款传统的补益方中，主要材料之间有相互生益的作用。姜可驱寒，枣是补血佳品，红糖能活血、滋养子宫。这道饮品能够补血暖身，特别适合女性月经期间服用。

虽然红糖对女性子宫有益，但食用红糖的时间不宜太长，若无限制地食用红糖，对身体非但无益反而有害。而且，在选择购买红糖时要注意鉴别质量的优劣。一般说来，优质红糖颗粒较大，而且仔细观察可以发现，颜色多为褐红色或者赤红色、青褐、黄褐等，色浅者质量较好。食用时有浓甜的焦苦味，还原糖和水分比较多。

黑豆加鸡肉，寒气去无踪

子宫对女性健康十分重要。保养子宫不仅要靠外补，更要注意内部调理。由于生理上的特殊性，大多数女性都比较怕冷，而子宫又是女性身上最容易受寒生病的部位。也正因如此，临床上才有很有女性因为子宫寒凉而生病。中医里将这种情形称之为"宫寒"，宫寒并不是说子宫腔内的温度低，而是指子宫及其相关功能都呈现出一种不正常的状态，无法实现正常的功能。

当子宫温暖时，人体内的气血运行顺畅，经期也会"如约而来"，不早不晚。但如果子宫受寒邪侵扰，血气遇寒凝结，就会出现下腹部坠胀、白带异常、子宫内膜异位症等妇科疾病。这种情况如果得不到改善，不仅对子宫，对人的容颜也有不良影响，会使人皮肤变得黯淡、萎黄、色斑频现。更可怕的是，宫寒还是不孕又育的罪魁祸首。

那么，宫寒是如何形成的呢？造成宫寒的原因很多，既与先天体质有关，也与不良的生活习惯密切相关。比如有的女性特别爱吃冷饮，冬天也穿得很单薄。所以，纠正不良生活习惯是有效的预防手段。此外，兼具防治结合效果的主要方法还是食疗。而这其中，本草食疗因其独特的疗效而备受关注。

中医里常说"暖宫孕子"，要想让自己的子宫感受到温暖的关爱就要选对膳食。这里为大家推荐的是巴戟黑豆鸡汤。

材料：巴戟天3钱，鸡腿1只，巴豆2两，胡椒粒3钱，盐1小匙。

制法：先将鸡腿剁成块，放入沸水中焯烫，捞起后洗净。黑豆淘洗干净后和鸡腿、巴戟天、胡椒粒一起盛锅，加水至盖过材料。再以大火煮开，转小火继续炖40分钟左右，待肉熟烂后加适量盐调味即可食用。

功效：补肾益宫，改善生殖与生长发育。

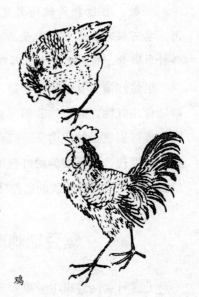

鸡

女性生殖保健珍品：墨鱼

　　子宫、卵巢都与女性的"性"福相关，在这方面，《本草纲目》给了我们诸多启示。其中墨鱼因为具有"补益精血、益气增志，主治妇科诸症"的功能而成为女性生殖保健的极佳之选。中医古籍《随息居饮食谱》也说它"愈崩淋、利胎产、调经带、疗疝瘕，最益妇人"。

　　在东海里有一种能像鱼类一样自由游弋却又不是鱼的生物，我们习惯称它为墨鱼，俗名乌贼或墨斗鱼。虽然这是一种其貌不扬的生物，但却声名在外，它与大黄鱼、小黄鱼、带鱼统称为"四大经济鱼类"，深受人们的喜爱。

　　李时珍称墨鱼为"血分药"，是治疗妇女贫血、血虚经闭的良药。女人一生不论是在经期、孕期、产期还是哺乳期，食用墨鱼都对身体有好处。墨鱼可以养血、通经、安胎、利产、止血、催乳，是个保健多面手。墨鱼浑身是宝，是上好的食疗佳品，尤其适合女性。

　　墨鱼不但味感鲜脆爽口，蛋白质含量高，具有较高的营养价值，而且富有药用价值。墨鱼干和绿豆干煨汤食用，可有明目降火等保健作用。"乌贼板"学名叫"乌贼骨"，又是中医上常用的药材，称"海螵蛸"。

　　每百克墨鱼含蛋白质13克，脂肪仅0.7克，还含有碳水化合物和维生素A、B族维生素及钙、磷、铁、核黄素等人体所必需的物质，属于高蛋白、低脂肪的滋补食品。这里为大家推荐一个有关墨鱼的养生食谱——墨鱼汁炒饭。

　　材料：墨鱼1只，墨鱼汁1大匙、熟米饭4两，盐1/2小匙，大蒜2瓣，韭菜花300克。

　　制法：将墨鱼去皮，洗净后切成圈状，备用；再将大蒜剥去膜、拍裂、切末；韭菜花洗净后切成3厘米长小段；热油锅、下蒜末爆香后，继续下墨鱼汁炒匀。最后加入白饭、墨鱼、韭菜花，并加盐调味，以中火炒均匀即可。

功效：养护肾脏。

以墨鱼为主要食材的食物特别适合水肿虚胖、月经延期、小腹肿胀的女性，一般人也可偶尔作为配餐食用，可以起到调理肾水排泄、养护肾脏的作用。

墨鱼及墨鱼汁是调理女性月经失调的佳品，它可以通经活血，调节气血平衡的功能已经得到证实。因为它还具有预防阴道干涩的功能，所以能直接对性生活的品质产生有利影响。同时，墨鱼还具有行水渗湿、清热解毒，有效促进新陈代谢的作用。在条件允许的情况下，经常以此为辅助品，能消利肾水、流畅经血、防范引发子宫等生殖器官的不良变化，并能增进情趣，塑造体形姿态。

莲子猪蹄，温柔保养卵巢

有人曾把女性的容颜和卵巢比作两座花园。女人似水如花，而花朵只有保鲜才能展现娇美的姿态。同样的道理，女人的卵巢要想一直健康，也要注重日常保养。

有的女性之所以会出现各种各样的皮肤问题、妇科问题、情绪问题、睡眠质量低、精神不振、性欲低下等，多与卵巢健康状况受损有关。

卵巢功能衰退是"冰冻三尺，非一日之寒"，所以它的保养也是一个需要付出很多耐心和时间的大工程。很多女性都是因为坚持不住所以半途而废，所以在日常生活中，女性要多注意保养，如注意合理的饮食结构，定期做体检等。

对于亚洲女性而言，在保养方面有着比西方女性更为便利的条件。中草药材资源丰富，中医临床经验也多。所以，女性要想认真保养自己的卵巢，就要学会从天然本草中汲取有用的东西，在科学指导下进行养护。

其中有不少经过前人验证过的传统方称得上疗效显著。医学研究证实，女性"花季"保鲜源自卵巢的功能，而不少对症的中草药可以有效刺激和制造雌激素，让女人更健康。这里为大家推荐的是莲子猪蹄汤。

材料：红皮花生米250克、红枣150克、莲子肉250克、猪蹄3~4个。

制法：先将猪蹄去毛洗净，用1500~2000毫升水慢火熬3小时后，将花生、红枣和莲子放进去，同煮1小时左右即可关火食用。

功效：红枣和莲子有活血养血通经络的功效，而猪蹄中含有的营养更加丰富，对女性有补益作用。

此外，我们倡导的卵巢保养应当遵循防治结合的方针。不仅要预防疾病的发生，也要在生病时能起到辅助治疗的作用。这就要求女性朋友均衡摄取营养，多吃卷心菜、菜花、葵花子油、芝麻油等富含维生素E的食品和富含维生素B_2的动物内脏、蛋类、奶类及豆制品，以及富含维生素B_6的谷类、豆类、瘦肉等。

这些物质不仅对卵巢健康有益，也能起到一定的抗衰功效。胡萝卜素能促进人体组织或器官外层组织的健康，常长"痘痘"的女性应视其为"良友"，而维生素C、维生素E则可延缓细胞因氧化所产生的老化，让青春容颜尽量"经久不衰"。这些抗氧化物大多藏身于富含纤维的新鲜蔬果中，除了帮助消灭促使我们衰老的自由基，还能促进大肠健康，帮助排毒。

总之，女人的卵巢是"性"福的源泉，为了保护好这个源泉，我们应当尽量选择取自天然的食材，给予卵巢最大限度的保护。

中年女性养卵巢，首选燕窝

其实，卵巢保养不是单一的一统式，而是分层次的、有明确指向性的行为。对于不同年龄阶段的女性而言，卵巢的养护也有所不同。

卵巢是女性机体中重要的内分泌腺体，是维持女性青春靓丽的守护神。随着年龄的增长，对卵巢的保养越发重要。中年女性之所以出现脸部发黄、体态臃肿、阴道干燥、骨质疏松等症状，和她们的卵巢衰老有关。如果卵巢保养不好，出现卵巢功能下降，就会影响雌激素的分泌，从而波及性功能、肤质、体质以及女性特有的体态。这时，不少女性朋友都不惜花大价钱到美容院做各种卵巢按摩。事实上，这只能从外部对卵巢起到一定的保健作用，并不能从根本上改善卵巢的健康状况。保养卵巢的关键在于内在的调养，而饮食就是最好的调养方法。如果条件允许，可以外部按摩和内部调养兼用，效果更佳。

这里我们就为中年女性朋友介绍一种饮食调养的上佳食材——燕窝。

在现代，燕窝已经是无人不知的滋补佳品。但其对人体健康究竟有怎样的好处，却不是人人都说得清的。

燕窝其实就是海鸟金丝燕的巢穴，多建在热带、亚热带海岛的悬崖绝壁上。金丝燕在做窝的时候，会从口腔里分泌出一种胶质唾液，吐出后经海风吹干，就变成了半透明而略带浅黄色的物质，这便是燕窝的雏形。

中医认为燕窝养阴润燥、益气补中，治虚损、咳痰喘、咯血、久痢，适宜于体质虚弱、营养不良、久痢久疟、痰多咳嗽、老年慢性支气管炎、支气管扩张、肺气肿、肺结核、咯血吐血和胃痛病人食用。现代医学发现，燕窝可促进免疫功能，有延缓人体衰老、延年益寿的功效。

关于燕窝的滋补方，数不胜数。这里针对女性卵巢保养推荐的是人气和认知率都很高的冰糖燕窝粥。

材料： 燕窝10克，粳米100克，冰糖50克。

制法： 先往砂锅中倒入适量的水，用大火加热，水温后把事先泡发好、择干净的燕窝放入锅中，搅拌均匀，盖上盖，用大火滚煮。几分钟后水沸腾时，将淘洗干净的粳米下锅，再用大火烧开。

烧开后改小火慢熬1小时左右，再放入冰糖，等冰糖溶化后就可以出锅了。

功效：养阴润燥，益气补中。

燕窝特别适用于女性，都市繁忙的白领女性，与其大价钱买一堆美容品，倒不如静下心来为自己煮一碗燕窝粥。在享受它甘甜美味的同时又滋补身体，何乐而不为呢？

枸杞子：调节免疫，护卫健康

女性较之男性，其机体的免疫能力较弱。这和女性自身的生理构成有关，也与自身体质状况有关。具体到生殖器官对疾病的免疫能力就更是如此了。

女性生殖器官的保养是一项任重道远的大工程，即使再好的药材、食材也不能一朝一夕就将你的身体养好。而在众多与女性生殖健康有益的保养品中，枸杞可以算得上是"明星"药材。除了可以直接食用外，枸杞的药用价值很早以前就被人们认识到了。

《本草纲目》中对枸杞有这样的记载："补肾生精、养肝、明目、坚筋骨、去疲劳、易颜色、变白、明目安神，令人长寿。"现代医学也通过大量药理实验和临床试验证明，枸杞具有促进调节免疫功能、保肝功能和抗衰老功能三大药理作用。

这其中，枸杞促进调节免疫功能的作用对女性生殖健康有突出作用。虽然它不像西药那样见效迅速，但不良反应小，可以较长期服用是其一大特色。而且，由于枸杞子中富含枸杞多糖、硒和类胡萝卜素等抗氧化物质，可以有效促进生物体内巨噬细胞发挥吞噬功能，而巨噬细胞恰恰是各种有害细菌和病毒的克星。

此外，还有医学实验表明，枸杞对人体癌细胞有明显的抑制作用。枸杞的保肝作用仍然要归功于枸杞多糖。肝脏受损的一个主要

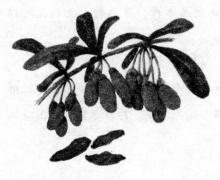

枸杞

原因是它会在长期的工作中形成过氧化脂质，从而降低肝细胞的活性，而枸杞多糖能够减少脂肪褐素的沉积，抑制肝脏中的过氧化脂质的形成。

现代药理研究还表明，枸杞中所含的脂肪、蛋白质、游离氨基酸等物质都对提升机体免疫能力有积极作用。而其中所含有的钾、钠、钙、镁、铁、锰、锌等微量元素，对人体基因有巨大的修复能力，可以延缓中老年女性的衰老速度，提升机体免疫能力。临床实践证明，连续使用枸杞多糖两个月的老人，可使胆固醇和甘油三酯明显下降，长期服用的老年女性头发脱落状况减轻，面容也变得更红润。

枸杞的药用价值很丰富，但靠它养生健体贵在坚持。最适合吃枸杞的是体质虚弱、抵抗力差的人。一定要长期坚持，每天吃一点，才能见效。当然，枸杞也可以当作零食，就像葡萄干一样随手取来食用。但要注意，当作零食食用的时候千万要适量，过量食用枸杞会上火。

想要达到一定的疗效，每天最好吃30克左右。尤其值得一提的是，枸杞全身都是宝，除了枸杞果实外，枸杞的根、叶、花、茎都有保健作用。而不同部位的具体用量需要依据不同的方剂配伍状况而定，不能随意随量搭配。

现在，利用枸杞提升机体免疫力的方法有很多。不同的方法效果也有所差异。就效力的强弱程度而言，用枸杞泡酒喝能增强细胞免疫力，促进造血功能，还能抗衰老、保肝及降血糖，对于视力减退、头昏眼花均能起到一定疗效。

金银花茶饮，远离慢性盆腔炎

生活中，不少女性都遭受过妇科病的困扰。而这些名类繁多的妇科病或多或少地会影响到女性生殖系统的健康。在众多的妇科疾病中，发病率居高不下的盆腔炎是颇具代表性的。而从中医角度讲，具有清热解毒、通经活络、抗菌消炎功效的药材是对症之选。而具备此功效的就是我们耳熟能详的金银花。

对我们来说金银花并不陌生，它清热解毒的功效早已被广泛应用。从口服药剂到茶饮再到药膳，金银花不仅是女性健康的福音，也成为成千上万人的去火良药。因为金银花独特的外形，人们把它称为双花、二宝花、忍冬花，都很形象生动。

人们喜爱金银花，不只是因为它名字好听，花色好看，气味芳香，更为重要的是它的药用价值突出，可以防病、养生、益寿。

《本草纲目》中指出："金银花主治寒热身肿，解毒，久服轻身、延年、益寿。"也正因如此，金银花才获得了"药铺小神仙"的美誉。细心的人不难发现，日常生活中所使用的药品，70%以上的感冒和消炎类中成药中，都含有金银花成分，堪称绿色抗生素。

这里为大家介绍两款以金银花为主要材料的汤饮、茶饮。它们取材方便，操作简单，疗效显著，值得一试。一个是金银花连翘汤，另一个是金银花养生茶。

金银花连翘汤

材料：金银花24克，连翘24克，丹参24克，蒲公英15克，土茯苓15克，赤芍10克，黄芪10克，丹皮10克，车前子10克，败酱草30克，当归12克，甘草3克。

制法：将上药用水煎服，每日1剂。

功效：清热解毒、化瘀利湿。

金银花养生茶（也叫清心养生茶），一般在中型及以上超市中均有出售，主要成分是乌龙茶、金银花、贡菊和莲子心。

　　这其中，金银花清热解毒、凉散风热；贡菊气味芳香，消暑生津、祛风润喉；莲子心清心泻火、安神降压。乌龙茶降脂减肥、消炎抗菌、抗疲劳，几种物质相互作用，有消除炎症，延年益寿的养生作用。特别适合女性盆腔炎患者饮用。

　　此外，现代研究还发现，金银花挥发油中主要含双芳醇、芳樟醇，还含有木樨草素、葡萄糖苷、鞣质等成分，这些物质可以有效抑制痢疾杆菌、大肠杆菌、葡萄球菌、链球菌、脑膜炎球菌等常见病菌。金银花抗菌消炎的功效再次得到印证与发展。

第二节
养肝固肾，让男人更阳刚

粟米养肾气，补虚又补体

"性"福生活离不开必要的身体调养，男性肾脏健康则是必不可少的一部分。养好男人肾，不仅对男性身体健康有益，也是心理健康的重要因素。《本草纲目》中这样记载粟米："治反胃热痢，煮粥食，益丹田，补虚损，开肠胃。"中医认为，肾有藏精、主生长、发育、生殖、主水液代谢等功能，被称为"先天之本"。也正是由于这个原因，使得诸多的养生专家都对肾脏养生尤为重视。尤其是对男性而言，养好肾是护卫"性"福生活的重要前提。

肾亏精损是引起脏腑功能失调、产生疾病的重要因素之一。肾气指肾的功能，肾功能减弱可导致纳气作用减弱、行水功能减弱而致水肿，并且影响到脑功能减弱，以及藏精、生髓、充耳、华发、二便及卫外功能减弱。肾为元气之根，肾气不足发展下去会导致肾阳虚。

中医认为，在诸多具有补肾功效的物品中，粟米健脾和胃、滋阴补肾的作用最为温和适宜。另外，粟米是碱性谷类，胃酸过多的人可常吃，内热、肾病及脾胃虚者更宜多食。

粟米作为具有养生作用的谷物，被作为粥品食用极为普通。以粟米为主要原料做成的粥，不但味道香甜、营养价值高，还易于消化吸收，可以滋养肾气，补虚清热，消积止泻，可以用治脾虚肾虚、消化不良和积食腹痛等病症。加之粟米中除含有丰富的营养成分外，色氨酸含量也为谷类之首，而色氨酸具有调节睡眠的作用。

1.鸡蛋粟米粥

材料：粟米150克，鸡蛋2个，红糖100克。

制法：先将粟米洗净放入锅中，再倒入适量清水，用大火煮沸后，改用小火熬煮至粥变稠，再打入鸡蛋，拌入适量红糖，略煮片刻即可盛出食用。

功效：养肾气，补虚损。

2.桂圆粟米粥

材料：适量的粟米、桂圆肉和红糖。

制法：先将粟米洗净，与桂圆肉同煮成粥，再加入红糖即可。

功效：补气血、健脾胃。

此两款粥品均有养肾气、补气血、补虚损的功效。其实，能与粟米搭配做粥的食材还有很多，但需要注意的是，粟米不宜与杏仁同食，否则会引起胃痛。

而且，由于粟米的蛋白质营养价值没有粳米多，其蛋白质的氨基酸组成并不理想，赖氨酸过低而亮氨酸又过高，所以，选择粟米粥的养生者不能完全以粟米为主食，应注意搭配，以免引发营养不均衡的情况，影响身体健康。

葫芦酒，健脾益肾

说到养肾就离不开"精气"这个概念。众所周知，肾的第一大功能是藏精。精分为先天之精和后天之精。肾主要是藏先天的精气。精是维持生命的最基本的物质。这种物质基本上呈液态，所以精为水，肾精又叫肾水。肾还主管一个人的生殖之精，主生

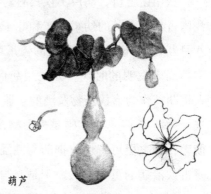

葫芦

殖能力和生育能力，肾气的强盛与否可以决定其生殖能力的强弱，所以养肾是生命的根本。由此可见，具备藏精功效的食物对滋养肾脏十分有益。那么，这样的物品要如何选择呢？

这里为大家推荐的是名气颇高的葫芦。葫芦用于食疗已有上千年的历史。相传汉代的某年夏天，瘟疫严重，很多人都在死亡边缘挣扎。有一天，一个老人来到长安，在一条巷子里开了一个规模很小的药店，门前挂了一个药葫芦，里面装有药丸，这药丸对瘟疫颇具疗效。有因为瘟疫而来求医的人，老人就让他们用温开水冲服，而病人没多久就能痊愈。其神医的名号便由此传开了，后来一些行医者就以药葫芦作为中药店的标志。时至今日，有些地区的医者依旧沿用此习惯。

后人称行医为"悬壶"的原因也是如此，"悬壶济世"也由此成为治病救人的代名词，也是古代医家追求的人生境界。

葫芦能成为行医者的代表还有其文化意义。李时珍称葫芦为蒲芦，并在《本草纲目》中多次提及其功效，认为其中一种有细颈，个体小；另一种称为匏瓜，呈梨形，底端膨大。可见《本草纲目》中对葫芦的描述基本抓住了其主要特征。葫芦造型古朴典雅，线条婉约婀娜，能体现东方文化的情趣和神韵。且外形像"吉"字，"壶"与

"福"字谐音，因此药葫芦也是消灾除病、吉祥如意、福寿康泰的象征。

从用途上讲，葫芦不仅具有药物功效，也是食材和生活器具。在我国古代，葫芦的幼嫩果实和叶子是先民的食物和菜蔬。"七月食瓜，八月断壶"，说的就是甜嫩的瓠瓜可作食用。"一个葫芦两个瓢"，在陶器尚未发明的时代，先民用葫芦瓢作为碗、壶、勺、杯使用。古人将葫芦作为盛放药物及酒的容器，既密封不走味，又得葫芦清香之气，融精华于一壶。"唯是壶中物，忧来且自斟"，壶中美酒启之醇香彻腑，茗之更可解忧。把药与酒浸渍于壶中，密封时日，启封饮用，是古人治病的重要方法。于是壶与医药也就结下了不解之缘。而且，以葫芦为主要盛器的酒类物品，长期饮用，有益肝肾。

当然葫芦本身就是一味中药，这也是它能成为医药化身的重要原因之一。葫芦味甘、性寒，入肺、脾、肾三经，对肾脏有良好的功效。

虫草鸭汤，养好男人肾

有人说，《本草纲目》是已经过时的医学作品，其中很多药材已经不合时宜或再难找到。事实上，《本草纲目》之所以能流传至今，其可贵之处就在于它总结了前人所能知道的诸多中药材常识，为现今的中医学发展起到了基础性的重要作用。从养生的角度来看，其涵盖的养生领域、性能功效等都值得我们学习。

以肾脏的补养为例，现在市面上名目繁多的补肾壮阳产品随处可见。随之，也有越来越多的人对此趋之若鹜。养生专家认为，男人补肾应该慎重，不能盲目出于壮阳的目的来补养。因为肾是泌尿系统的重要器官，与性功能的发挥究竟有多大联系尚未得到科学的评估和认证。

那么，为什么有那么多的中老年人会把补肾和壮阳画上等号呢？这大多是受了中医"十肾九虚"观念的影响。不少人认为，肾脏是影响性功能的主要器官，把肾补好，才能提高性生活质量。有的患者性功能一出现障碍，就认为是"肾"不行了，于是便不由分说地想尽一切办法来补肾。殊不知，这种做法十分危险。肾补过了头往往适得其反，非但不会壮阳，还会对身体元气造成损害。

在有益肾脏的诸多中草药中，冬虫夏草以其"保肺，益肾，补精髓，止血化痰"的功效吸引了大家的目光。事实上，冬虫夏草补养肾脏是有科学依据的。

冬虫夏草的名字虽然有些神秘，但实际上就是一种叫作麦角菌科冬虫夏草菌的真菌。中医认为，虫草入肺肾二经，既能补肺阴，又能补肾阳，主治肾虚、阳痿遗精、腰膝酸痛、病后虚弱、久咳虚弱、劳咳痰血、自汗盗汗等，是唯一的一种能同时平衡、调节阴阳的中药。

现代科学的进一步研究，发现了冬虫夏草越来越多的神奇功效。总体而言，冬虫夏草不但对人体各种脏器的功能具有调节作用，还存在某些直接抗病功能。冬虫夏草能减轻慢性病的肾脏病变，改善肾功能，减轻毒性物质对肾脏的损害。

这里为大家推荐的以冬虫夏草为主要材料的养生汤品是虫草鸭汤。

材料：冬虫夏草3钱，枸杞2钱，鸭肉1/4只，盐1匙。

制法：先将鸭肉放入沸水中焯烫2~3分钟，捞出后以清水洗净备用。再将鸭肉、冬虫夏草、枸杞一起盛锅，加水至水面盖过材料，以大火煮开后转小火继续煮半小时左右即可准备出锅，出锅前加少量食盐。

功效：冬虫夏草补虚损、益精气，能止咳化痰，减轻肺结核和老人衰弱性慢性咳嗽。鸭肉滋阴补虚、益气利水，尤其适合男性阳气不足者，能改善口渴难耐、咳嗽短气、心慌气短、头晕眼花、失眠多梦等状况。

需要注意的是，这个汤不适宜风寒型感冒患者或者热咳痰浓者食用。

鸡肝补肾，缓解疲劳

在肾脏养生方面，男性往往需要比女性多下些功夫。这多半是因为男人在步入中年后，由于肾精渐衰，必然会出现生殖、记忆、运动、泌尿及内分泌等诸多功能的下降，这是不可抗拒的生理现象。而这些现象往往会给男性的身体和心理造成双重负担。

也正是由于这样的原因，"肾虚"逐渐成为很多男性害怕听到的字眼。但是，由于男人对肾虚缺乏必要的了解，往往片面地将肾虚理解为"性能力降低"，这种错误的理解给不少男性增加了不必要的心理负担。据统计，有相当一部分肾虚的男人是心理作用，而不是身体出了什么问题。即使真的出现肾虚，其表现也未必是性功能降低，耳鸣、眩晕、心悸等，都属于肾虚的表现。在脏腑中肾脏对人体的影响较大，所以肾虚是中年人常见的疾病，须辨证施治。

在诸多有壮阳作用的食材中，鸡肝是很普通也很易被忽视的一个。《本草纲目》中对鸡肝有这样的记载："鸡肝，性味甘苦。"李时珍称其有微毒。现已被证实的功效有镇经安神、补肾壮阳、治腹痛等。换句话说，鸡肝是补气益身的佳品。

中医认为，肾掌管人体能量的储藏，肾为水脏，所以水生动植物，特别是海产品，就能够入肾。因此大多数的水生物都有助性作用，如龙虾、海胆、海参、贝壳类、海藻类等。鸡肝虽不是海鲜，但同样属于入肾填精的药，适量食用有助于提高男性精子质量，增强精子活力。

这里为大家推荐的就是一款以鸡肝为主要材料的益肾壮阳方：肉桂炖鸡肝。

材料：肉桂2克，鸡肝2个，姜3片，绍酒少许。

制法：先将鸡肝洗净，放入炖盅内，加适量水，并放几片生姜和适量的绍酒。再将肉桂洗净放入炖盅内，盖上炖盅的盖，隔水炖2小时左右，调味后即可食用。

功效：此汤品有治肾虚腰痛、益肾壮阳的功效。

需要注意的是，此汤中因为添加了肉桂，其辛热燥热的属性虽然可以辅助鸡肝的功效，但不宜孕妇服用。

其实，对肾脏有益的"性"福方还有很多，但我们在适当取舍的同时也不能产生过多的依赖心理。要使肾气旺盛，不仅要注意调补，还应在日常生活中注意劳逸适度、节制房事、积极锻炼、及时治疗慢性病。

怀牛膝，强腰膝

男性健康不仅仅是指性功能的健康，也关乎肝脏、肾脏及腰膝。腰膝的健康与肾脏健康密切相关，进而又与"性"福相关。现在快节奏的生活、过大的压力和不良生活习惯都会给腰膝带来沉重的负担。当男性朋友们感觉身体疲乏、腰膝酸软无力时，就要注意了，这是肝肾虚的一种表现。

其实，这种症状不仅困扰现代男性，古代也早已有之。据传在唐朝时，有一种从西域传进中原的植物种子，对症治疗男性肾虚十分有效，至今已经有一千多年的种植历史，而且现在市场上对它的需求量依然很高。这就是养生价值极高的中草药——怀牛膝。

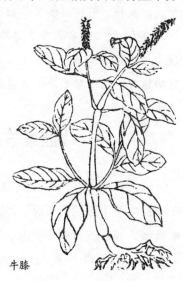

怀牛膝的得名取自于外形，因为其茎上有棱节，很像牛的膝骨，所以被叫作"牛膝"。

因为流传久远，历史悠久，所以不少古代医书上都有相关记载。怀牛膝可生用也可酒制，生用怀牛膝有活血通经的功效，用怀牛膝做酒一向被

牛膝

认为是补肝肾、强腰膝的良药，这一点在《本草纲目》中有所记载，即怀牛膝"得酒则能补肝肾，生用则能去恶血"。

传统中医认为，怀牛膝性平，味苦、酸，归肝、肾经，具有补肝肾、强腰膝、壮筋骨、利关节、活血通经、利尿通淋、引血下行之功效，对肝肾不足和湿热下注引起的腰膝酸痛、筋骨无力、风湿痹痛、下肢关节疼痛极为有效。简单地说，怀牛膝只要配对了药材就能发挥健体的功效。怀牛膝配杜仲、桑寄生有补肝肾、强筋骨之功，可用于肝肾不足、腰膝疼痛、无力。怀牛膝配熟地黄、龟板具补益肝肾、强筋健骨之功，可用于肝肾虚损较甚、腰膝酸软无力等症。

此外，这里为大家推荐一款药膳饮食，其主要材料就是怀牛膝和杜仲，叫作杜仲牛膝猪脊骨汤。

材料：杜仲30克，怀牛膝15克，猪脊骨500克，红枣4枚。

制法：先将杜仲、怀牛膝、红枣（去核）洗净，猪脊骨斩碎，用开水氽去血水，然后一起放入锅内，加清水适量，武火煮沸后，文火煮2~3小时，调味即成。

功效：此汤具有补肾强筋健骨之功效。需要特别注意的是，脾虚、梦遗、失精、月经过多及孕妇应忌用怀牛膝。

不仅古代医学认可了怀牛膝的功效，现代医学研究也有诸多发现。怀牛膝含有多种多糖及多种对人体有益的营养成分。除了改善肝肾功能外，还有助于降低血浆胆固醇、提高免疫力、抗肿瘤。

韭菜羊肝，补益肝肾

男人健康了，女人也健康了，才会有"性"福生活。相对应的，夫妻性生活不协调，可能有多方面的原因。有的已婚男性是因为对生活悲观失望，或者事业受阻、人际关系紧张、家庭不幸等原因造成心情抑郁、悲愤难平等。还有的是因多种疾病引发性生活不协调。另外一部分男性是由于感情方面的因素而对性生活产生反感、恐惧等心理。这些原因往往都容易导致精神压力的增大，久而久之，便成了病。所以说，若能找到适合自身的，对双方身体健康皆有益处的方式来补益身体，是很难得的事。

从古至今，对于性生活补品的功效，民间向来有诸多说法。在诸多的民间流传中，不少人都选择了韭菜作为补阳佳肴。后来经科学检验证实，韭菜之所以能起到一定的补阳作用，是因为其含有的蛋白质、钙、磷、铁、B族维生素及维生素C等营养物质作用于人体后会形成一种振奋性强壮药。也许还有很多人不知道，韭菜是一味传统的中药，自古以来广为应用。《本草拾遗》中写道："韭菜温中下气，补虚，调和脏腑，令人能食，益阳。"《本草纲目》中记载，韭菜补肝及命门，治小便频数、遗尿等。韭菜因温补肝肾，助阳固精作用突出，所以在药典中有"起阳草"之名。而且，不光韭菜叶有一定的助阳功效，韭菜子也是一种激性剂，有固精、助阳、补肾、治带、暖腰膝等作用，适用于阳痿、遗精、多尿等疾患。

既然韭菜对"性"福生活有益，我们就应当对其善加应用。这里为大家推荐的是韭菜炒羊肝。

材料：韭菜150克、羊肝200克、花生油15克、盐5克、味精3克。

制法：韭菜洗净，切成2.5厘米的段。羊肝洗净切片，放沸水中焯一下，捞出沥水。然后将铁锅置于火上，加入花生油烧热，放入羊肝，急火将至熟时，加入韭菜与精盐、味精，翻炒片刻即成。

功效：韭菜炒羊肝这款菜是很好的"性"福保健食品，不仅对男性阳痿、遗精有一定疗效，还能应对妇女月经不调、盗汗及肝虚等症。

海参补肾，双方获益

补肾就是在补精。中医认为，补肾与益精之间有着密切联系。而凡有此功效的补益佳品都会被自然地列为男性性保健补品，海参就是其中之一。

医学认为，海参"甘、咸，温，补肾益精，壮阳疗痿"。现代临床考证也发现，海参的养生功效有滋阴补血、健阳润燥、调经、养胎、利产等。可见，海参滋补肝肾、强精壮阳的作用已经得到了认可。对于那些久虚成病、精血耗损较为严重，症见眩晕耳鸣、腰酸乏力、梦遗滑精、小便频数的患者尤其适用。

海参的性质较为温和，又有养血润燥之功效，堪称补肾壮阳的佳品。对由于肾虚而引起的身形消瘦、梦遗阳痿、腰膝酸软、性机能减退者尤其适用。而且，海参不仅对男性有好处，对女性防衰抗老也有一定功效。这是因为海参中所含的硫酸软骨素可抑制肌肉的老化。类似海参这样对男性和女性双方健康皆有益处的天然补养品已经不多了，下面为大家推荐一款以海参为主要材料制作的健康膳食：海参鸽子蛋。

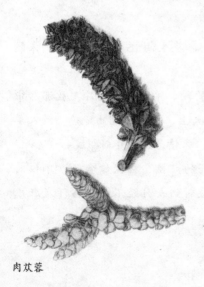

肉苁蓉

材料：海参150克，肉苁蓉20克，红枣4枚（去核），鸽蛋10个，食盐适量。先将鸽蛋煮熟去壳，再与洗净的海参、肉苁蓉、红枣一起放入砂锅中，加入适量清水，用小火煲3小时，熟后加食盐调味即可。

功效：此款菜肴具备了补肾壮阳、补脾益气的功效。适用于精血亏损、虚劳、腰膝酸软、气弱懒言、性功能低下、阳痿及遗精等症。

需要注意的是，食用海参有一

定的讲究。好东西也不能乱吃，乱吃了非但不能发挥其健体强身的功效，还可能给身体带来损伤。现在已知的海参的饮食忌讳主要有：

海参不宜与柿子同食，两者同食可能会引起腹痛、恶心、呕吐。

海参与醋相克。烹调海参时加醋，会使海参中的蛋白质凝结紧缩，影响口感。

海参不宜与甘草同食。

此外，脾胃虚弱，患急性肠炎、菌痢、感冒、咳痰、气喘和大便溏薄、出血兼有瘀滞及湿邪阻滞者忌食海参。

烤鳗鱼，强身补肾不疲倦

在《本草纲目》中，水产品对于人体健康的作用反复被提及。诸多水产品都在养身补益佳品之列。具体到强身补肾、生发阳气上，许多水产品都能起到一定的作用。其中，具有代表性的就是鳗鱼。鳝鱼、泥鳅也有类似的效果。

对于肾虚的男性，适当吃些鳗鱼对身体很有好处，尤其是在冬季的时候。鳗鱼富含蛋白质、牛磺酸、精氨酸和锌，这些物质对肾脏和精子都有益处。冬季气候寒凉，环境干燥，适宜为人体补充温热特别是能够温补肾阳的食物，这样才能温肾填精、产热保暖。也可食用温性水果加以辅助，如大枣、橘子、柿子等，以补血益肾填精，抵御寒邪。

如果适宜搭配有强阳补肾效果的药材或食材炖补，食疗效果更好。这里，我们为大家推荐一款以鳗鱼为主要食材的蒲烧鳗鱼饭。

材料：蒲烧鳗1段，鸡蛋1个，熟米饭100克，醋姜片适量。

制法：先将鳗鱼用微波炉加热，再将白饭盛到碗里，铺上鳗鱼备用。将鸡蛋打匀成蛋汁，入锅煎成蛋卷，切成长条状，与粗姜片搭配饭上，即可食用。

功效：温肾填精。

鳗鱼含有丰富的黏蛋白、氨基酸和核糖核酸。鳗鱼的皮含有较丰富的软脂酸，是不饱和脂肪酸，不会引发胆固醇过高，并能促使体内激素的转化与分泌，且有益于其他脂溶性维生素如维生素A、维生素D、维生素E等物质的吸收和利用，从而为高质量的性生活打下基础。

第三节
本草菜谱提"性"致，让感情更甜蜜

雪莲鸡汤，助你重拾性致

随着科学技术的发展，人们对饮食营养的关注越来越多，希望通过营养学的研究成果实现最科学合理、最有益于人体健康的饮食搭配。当营养学家们把目光投向我们日常生活中诸多常见食物的时候，发现原来很多我们司空见惯的食物居然有着与生俱来的助性功效。因此，人们可以依靠科学的饮食选择，来决定每日所摄取的营养成分，从而提升性生活质量，让生活更加幸福美满。

在这类有助于提升性生活质量的食物中，雪莲很有代表意义。雪莲被人们赞为"百草之王"，因为它生性高洁、不惧严寒，又有多种药用价值，千百年来一直深受人们的喜爱。特别是它的花朵，有祛风除湿、暖宫散瘀、祛除寒痰、镇痛消炎的功效，这种功效也被载入《本草纲目》之中。

事实上，从雪莲的有效药用成分来说，雪莲茎叶的药用价值要胜过雪莲的花朵部分。人们将雪莲的花朵赞为"药中极品"，是因为人们普遍认为，雪莲的有效药用成分黄酮和绿原酸主要集中分布在雪莲的花苞上，而且雪莲一般需要生长4~5年才能开花，且一生就只开一次花，物以稀为贵，因此雪莲花更是让人们觉得珍稀。但事实并非如此，雪莲的有效药用成分在茎叶上的分布其实比花高，雪莲的精华是集中在茎叶里的。但千百年来，雪莲花洁白莹润的外表，不惧严寒的气质，以及稀少度，都让人们误以为雪莲花才是它的精华所在，这一观点根深蒂固，以至于很多采药人将药用价值更大的茎叶丢掉。下面为大家介绍一款雪莲鸡汤的做法：

材料：雪莲花30克，鸡一只，薏仁30克，党参30克，葱20克，姜10克，绍酒20克以及少许食盐。

制法：先将备好的党参、雪莲花、薏仁洗净，然后用纱布把洗净的材料包好待用。再把买来的鸡宰杀后，将鸡毛除净，再将内脏除去，放入一个事先准备好的锅里，然后在锅内加水3000毫升，并将事先准备好的药包及姜、葱白一起放入锅内，先用武火将其烧至沸腾，再改用文火慢炖1小时即可。

功效：这款雪莲汤品每天配合正餐服用一次，有很好的补中益气、壮阳祛寒、化湿通络、利尿消肿的作用。因此特别适合那些身体虚弱、腰膝酸软、食欲不振、小便清长、神疲乏力之人服用。

蚕蛾强精，神虫国宝

历代皇帝都热衷于寻找壮阳补肾的良药秘方，而蚕蛾作为一种营养源，其止泻精、壮阳事的作用自古就有记载。早在唐宋时期，因其补肾、抗衰老、延年益寿的作用，所以被皇帝们视为一种极其珍贵的常用补品。发展到明朝，著名医药学家李时珍将蚕蛾的作用在《本草纲目》中做了明确的论述，并称雄蚕蛾为"神虫国宝"。

据明朝李时珍《本草纲目》中的原文记载："雄原蚕蛾益精气，强阴道，交接不倦，亦止精。壮阳事，止泄精、尿血、暖水脏，治暴风、金疮、冻疮、烫疮、灭瘢痕。"经过后世的研究证明，蚕蛾在补肝肾、抗衰老，治疗男性前列腺增生、女性内分泌失调，预防老年痴呆等方面确实有显著的疗效。此外，蚕蛾还可用来治疗尿血、白浊、创伤、烫伤和溃疡等症状。

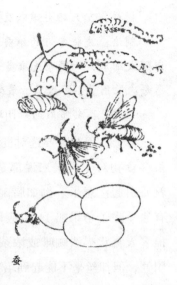

蚕

雄蚕蛾之所以有如此巨大的药用价值，能为它博得"神虫国宝"的美称，其原因就是雄蚕蛾体内所含有的大量活性物质，其中包括丰富的雄性激素，这些雄性激素对于增强人体的免疫力、提升人体的性功能有显著效果。其次还包括大量的蛋白质和脂肪，据科学测定表明，脱脂蚕蛾的全质蛋白含量高达69.9%。此外还包括大量的生理活性物质，例如维生素B_{12}、细胞色素C以及磷脂等。还有就是蚕蛾体内的脂肪酸中含有近78.6%的不饱和脂肪酸以及43%的必需脂肪酸，这些活性物质在雄蚕蛾的体内含量可以说是相当高。必需脂肪酸作为一种补肾壮阳的良药，是合成人体前列腺素必须用的前体，如果人体在膳食中摄取的营养元素不能满足人体所需，通过食用雄蚕蛾便能补充人体所缺乏的必需脂肪酸，并在此基础上保证合成前列腺的前体，从而可以很好地缓解症状。所以说，雄蚕蛾作为一种药食两用昆虫，将食疗、养生、保健补益三大功效集于一身，是不可多得的补品良药。

关于雄蚕蛾如何具体食用，自古以来的医学典籍中有诸多记载。此处，着重推荐一款简单有效的雄蚕蛾酒。

材料：20只雄蚕蛾以及200毫升白酒。

制法：先将备好的雄蚕蛾放热锅上烘干，再将烘干后的雄蚕蛾取出研成细末，倒进事先准备好的白酒内，将两者混匀后即可饮用。注意每次饮用量不可过多，最好每天早晚各饮用1次。

功效：有非常好的壮阳助性功效，是男士的极佳补品。

男士壮阳补肾要选对良药，同时也要注意避免吃不适合的食物，很多食物对于男士来说都是有百害而无一利的，对于这样的食物，就要引起注意了。例如腊肉、罐头、臭豆腐、咸菜等应该少吃，还有醋（除了苹果醋），也应该在平常的饮食中尽量减少食用。此外，很多人喜欢喝浓咖啡或浓茶以提神，这对于宿醉后的醒神或许有点用处，但却丝毫不能起到培养个人性致的作用。

蜂蜜，促进美好欲望的诞生

古人曾说过："食，色，性也。"性欲是人体的一种本能，同时也是为人所不尽知的一种复杂而神秘的力量，它与我们身体的任何一个部位都紧密相关，无论是外表还是内在，无论是上身还是下体，无论是大脑还是私处。在刺激性欲的过程中，人们都知道性激素的重要性，但现实生活中，还有不少外在因素和性激素一样，对激起人们的"性"趣，也有着相当大的作用。

这些外在因素早在古代就被人类所认识，作为人们的"爱情食品""爱情饮料"以及"春药"的配方来使用，以刺激人们的性欲，或作为医疗用药来使用，治疗阳痿、不孕、早泄等病症。现代科学研究也证明，不少"爱情饮料"和"爱情食品"在补益身心方面确实有一定作用。

早在古希腊时期，那些已婚的军人就习惯多吃鱼，特别是鱼精腺和鱼卵，并用等量的葱、姜和肉桂辅以食用，以此保持他们旺盛的精力。此外，在这些古希腊军人的"爱情食谱"中还包括大量的蒜、薄荷、荷兰芹菜、芥菜、月枝叶、番红花等。在16世纪时，出现过一位叫纳扎维的阿拉伯族长，在他看来，将当地一种树的果实捣碎后，再用蜂蜜浸泡一段时间，于每日清晨服用一些，对提高性欲有很大作用。另一名医生则建议，可以喝1杯稀释后的蜂蜜水，外加食用20粒扁桃仁、100粒松子或者将蒜头捣碎后拌上蜂蜜食用，也能够帮助人很快唤醒情欲。

20世纪，欧洲的一些医学家建议将鱼、鸟蛋和一些骨髓、海产品、奶和奶制品加入"爱情菜单"里。也有人提出不少蔬菜也有增强性欲的功能。因此建议人们在晚餐中适当地加入一些芹菜、葱、菠菜、胡萝卜、甜菜、绿豆和洋葱等，并浇上一点植物油，以达到增强性欲的功能。

回到东方，当然也有东方人的"爱情食品"。在李时珍所著的《本草纲目》中也有所提及，比如蘑菇、龙须菜、羊肉、鱼、菌香、胡萝卜、核桃、蒜等。就连最常见的葱，也是激发人体生理需求的爱情食品之一。

介绍完这么多的"爱情食品"，你会发现原来生活中的很多食物不仅好吃、好看，而且还含有丰富的营养成分，能够帮助人体保持健康与活力。其实，这些食物的做法也是非常简单的。就拿蜂蜜来说，蜂蜜含有大量的生殖腺内分泌素，对于生理功能减退的人有很好的疗效。其做法也极其简单，只需要将蜂蜜兑水后稀释，每天早上喝一杯即可。除了帮助恢复人体生理机能，还有很好的润肠通便功效。而且由于蜂蜜中含有大量的硼元素，能大大刺激睾丸激素的生成。

既然蜂蜜中含有大量的生殖腺内分泌素，有明显的活跃性腺的功能，那么对于很多因年老、体弱而使得性功能减退者，如果坚持服用蜂蜜制品或者蜂蜜水，便可以帮助其重拾年轻时的活力。

蜂蜜能够有效缓解性功能衰退的症状，而麦芽油却能有效预防并改善这种情况。所以，在日常饮食搭配中，想要保持性活力的男士就应该常吃玉米、小麦、小米等含有大量麦芽油的食物。

小麻雀里的情志养生方

麻雀分布于我国的南北各地，是一种常见的鸟类，杂食性，夏秋季时会以种子为食，因为其对谷物的破坏力，曾一度被列为害虫，再加上其他的人类活动，曾使这种最广为人知的鸟类处于濒临灭绝的关头。虽然麻雀很常见，但人们对它的认识却不深。常言道："麻雀虽小，五脏俱全"。其实麻雀不但五脏俱全，雀肉还含有丰富的营养成分，在滋阴补阳方面有很大的功效。

麻雀的主要药用成分为它的蛋、肉以及雄雀屎（白丁香）。其中雀蛋味酸性温，而雀肉却味甘咸，性温热。从其主要功效来说，雀蛋能够起到滋阴补阳的作用，雀肉可以用来益气壮阳，而雄雀屎则有治疗齿病诸症的功效。

麻雀的药用价值自古以来就为医学者所重视，古人常将麻雀的血、脑髓、肉、卵入药。在中医看来，麻雀的肉属于性微温而无毒，有"补肾、壮阳、益精、强腰"作用的药品。到了现代，麻雀的肉或全身都作为基本的食疗材料被推上了餐桌，但经科学研究证明，麻雀的不同部位，例如脑、肝、喙、卵、脚胫骨都有不同的食疗价值。而且从其食疗价值上来讲，正月以前、十月以后的麻雀最有营养，这段时间因麻雀的交配之期未到，所以其阴阳之气未泄。

具体分析麻雀肉含有的营养成分可知，雀肉中含有丰富的蛋白质、胆固醇、碳水化合物、锌、磷、钙、铁等多种有益的营养成分，还含有大量的维生素 B_1、维生素 B_2，这些营养元素能有效补充人体所需的营养，尤其适合中老年人作为补品使用。

其中，雀肉中所含的蛋白质是生命的基础物质，是组成人体的各种细胞（包括精子细胞）以及帮助人体各部位的细胞更新及修复所不可或缺的。而雀肉中所含的钙则是组成人类骨骼的重要物质，保证人体钙充足，才能预防骨质疏松，有效防止老年人常见的因骨质疏松而导致的疾病。磷则是帮助人体贮存、释放和转移能量的重要物质，同样是人体不可缺少的。铁则是生成血红素的主要成分，血虚的老年人，尤其要注意铁元素的补充。

麻雀用于食疗，不仅是因为其药用价值很大，还因为其味极鲜美，这里为大家介绍一道以麻雀为原料的养生粥品。

菟丝子麻雀粥

材料：5只麻雀，40克左右的菟丝子，10~15克的覆盆子，25克左右的枸杞子，以及60克粳米，少量的食盐，3片生姜，2根葱白。

制法：制作时应先将准备好的适量菟丝子、覆盆子、枸杞子同时放入一锅内煎取，然后滤渣取汁。再将麻雀清理干净，去毛及肠杂，用清水洗净，放入热锅内用酒翻炒一小会，再加入粳米、制作好的药汁以及适量水一并煮粥，待粥熟后再放入食盐、葱白、生姜，再煮片刻就可以食用了。

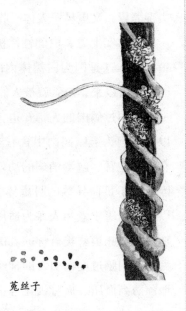

菟丝子

功效：这道粥有很好的壮阳气、补精血、益肝肾的作用。

麻雀肉的做法很多，除了上述的粥品外，麻雀肉还能作为主料蒸、炖、卤，更可以像鸡一样烘烤。另外，用油炸至酥嫩的麻雀，骨肉可同食。但麻雀肉并不是任何人都适合食用的，对于那些阳强易举、性功能亢进、阴虚火旺的人来说，麻雀肉要慎食。感冒发热、便秘尿赤者也都要忌食雀肉。孕妇也不应多吃雀肉。除此之外，食用雀肉时还要注意，麻雀肉不能与李子、白术同食。

强精滋补的"一鸽胜九鸡"

自欧洲古代传说开始，鸽子就作为和平的象征，其衔着橄榄枝的图案，还被联合国选择作为徽章使用，寓意世界和平。而在我国古代，鸽子却是以另一种形象存在于人们心间。从《本草纲目》记述中来看："鸽子性淫，易交合，故称为鸽。"所以，在古代医药家的眼中，鸽子是补肾的佳品。如果再加以山药、茯苓相配做汤食用，既能去湿养胃，又更易于人体吸收。

从事实上看，白鸽性欲极强，雌雄交配尤为频繁，具有很强的繁殖能力。这是因为白鸽体内的性激素分泌比一般动物更加旺盛所致，因此自古以来，白鸽就被人们看作壮阳益气的强身妙品。

食用过鸽肉的人都知道，鸽肉味咸而性干，且肉质细嫩鲜美，尤以乳鸽肉为上。鸽肉中含有丰富的粗蛋白以及少量脂肪及无机盐等，有补肝益肾、解毒消痈的功效。因为鸽肉良好的食疗价值，对于那些因肾精不足而导致的身虚体弱、精疲乏力，或肾虚引起的腰酸腿软，以及消渴等中老年人尤为适用。而健康之人也可常食，对于保肾极有功效。以味道鲜美著称的乳鸽肉，能够滋阴壮阳、养血补气，对于常见的因用脑过度而引发的神经衰弱症患者有一定疗效。同时还能有效地预防高血压、血管硬化等疾病。所以说，常吃鸽肉对身体健康极为有益。鸽子烹制方法多样，但尤以煮粥、蒸、炖为上选。

炖全鸽是食用鸽肉的常见方法之一，非常适合早泄、肾虚、性功能低下等病患食用，对于妇女因气血两虚而导致的性功能衰退也有良好功效。这里为大家介绍一款枸杞山药煲鸽。

材料：肉鸽1只，山药、枸杞子各50克以及少许玫瑰花瓣。再准备调味用的食盐、黄酒、酱油、香油少许。

制法：先将山药、枸杞子、玫瑰花瓣用清水洗净备用，再将肉鸽宰杀，去毛及内脏，用清水清洗干净。然后在高压锅内加清水1000毫升，把事先准备好的材料及作料放入，待煲熟后，再加入玫瑰花瓣，即可出锅食用。

功效：滋阴补阳，养血补气，适于性功能衰退者食用。

在这款枸杞山药煲鸽中，除了鸽子，枸杞子也是一种养生佳品。其味甘，性平，有护肝养肾、明目益精、强筋骨、去腰痛的作用，长期食用还能帮助人延年益寿，尤其适合中老年肾虚之人食用。正如《本草通玄》对其评价："枸杞子，补肾益精，水旺则骨强，而消渴、目昏、腰疼膝痛无不愈矣。"此外，《本草经疏》中也说道："枸杞子，为肝肾真阴不足，劳乏内热补益之要药。老人阴虚者十之七八，故服食家为益精明目之上品。"

与鸽肉相比，白鸽蛋的功效更胜一筹。据科学研究证明白，鸽蛋和白鸽肉一样，都含有丰富的维生素、蛋白质和铁等成分，具有极高的营养价值。

炒鹌鹑，助性致

经现代营养学研究证明，身体健康与日常饮食息息相关，而且"性"福也与吃密切相关。据说，全世界有一半人的爱情都与吃有关，虽然没有精确的数据表明在这个世界上到底有多少人的"性"福是靠吃出来的。但至少证明，在越来越重视食物营养价值的今天，饮食男女确实可以依靠饮食改善性关系，吃出"性"福来。

人们现在熟知的古时"春药"，虽然是助"性"的良方，但却过于粗鄙，而且大部分"春药"使用多了，对身体都有损害，很难称得上"福"。倒是旧时新婚习俗中，在洞房的大红床上撒上的核桃、红枣等物，有助性催情的作用，而且这些材料本性温和，寓意吉祥，可以归入最早的"性"福食谱了。

除了上述这类早期的食谱外，鹌鹑也是公认的让人吃出"性"福的食物之一。鹌鹑又称作宛鹑、鹑鸟、奔鹑，体重极轻，大概有100克左右。《本草纲目》中记载鹌鹑有调理壮补，治疗疳积和腹泻、痢疾等药用价值。

俗话说"要吃飞禽，就数鹌鹑"。鹌鹑因其肉质极为鲜美细嫩，含有脂肪又少，食而不腻，从古代起就一直被饕餮之客们视为野味上品。经过人类近百年的人工选育驯养，鹌鹑养殖已经发展成为一项新兴的养禽业。在我国鹌鹑自古时起就作为了人类的食肉禽之一，但鹌鹑养殖业发展却很缓慢，目前，随着市场需求的不断上升，国内许多城市都陆续建成了大型养鹑场。

鹌鹑肉味甘而性平，既可以用来制作高级佳肴，又有很好的滋补养身的作用，在养血填精、补肝益气方面有独特功效，再加上它的肉所含营养元素极为丰富，因此被称作"动物人参"。鹌鹑能够治疗因肾精不足而引发的腰酸腿软之症，同时对于夜尿频多，早泄、遗精等病也有很好的治疗功效，是一款保肾佳品。此外，鹌鹑肉不温不燥的性质适宜大部分人群食用。

与鸡肉相比，鹌鹑对于治疗多种疾病的效果更为显著。它的肉富含高蛋白和维生素，而脂肪含量又少，胆固醇的含量也低，对于肥胖人士来说是理想的养身护体的肉食品种。将鹌鹑肉中所含的蛋白质与鸡肉做比较，鹌鹑肉蛋白质含量为24.3%，高于鸡肉19.7%的蛋白质含量。此外，鹌鹑肉中富含多种维生素，维生素A、B族维生素、维生素C的含量比一般鸟肉的维生素含量高出1~3倍，而且更利于人体消化吸收，对于体虚羸弱者，更适合选择鹌鹑肉来补益身体。

说到鹌鹑的烹制方法，就不能不提到一种简单又有效的烹制方法——炒鹌鹑。

材料：宰杀除净的鹌鹑2只，白萝卜200克，味精、食盐等适量。

制法：将鹌鹑切片待用，锅内油热后加入肉片翻炒至变色时，再将洗净切片的白萝卜加入锅内一起混炒，最后再放入姜末、葱末、醋、料酒、水一同煮熟，装盘前用味精、食盐调味即可。

功效：炒鹌鹑对于补肾益气，壮腰护膝，强身健体有良好的功效。

狗肉温补，提高性欲

狗肉与羊肉，自古以来就是冬季温补的佳品。特别是现在，狗肉的营养价值被越来越多的人看重，成为冬季滋补养身的绝佳补品。

狗又被称作黄耳、地羊，在所有的家养动物中狗

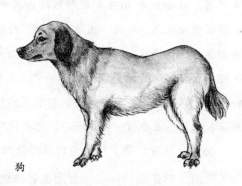

狗

的驯养历史最长，其最初是从狼驯化而来的。因狗肉味道鲜美，又适宜冬季作为温补佳品食用，因此我国民间有"天上的飞禽，香不过鹌鹑；地上的走兽，香不过狗肉"的说法。此外，民间还流传很多称赞狗肉的谚语，类似有"狗肉滚三滚，神仙站不稳"之类。而且，人们煮狗肉时会香飘十里，关起门来也掩不住肉香，因此，民间又给狗肉起了个"香肉"的美称。

经检测证明，狗肉中含有大量的蛋白质、脂肪、维生素、钾、钠、氯等营养成分。其中所含的蛋白质数量丰富，质量极高，尤其是其所含球蛋白比例大，在增强体质、提高人体免疫力方面有明显的功效。我国中医中认为，狗肉有壮阳益气、保肝护肾的功效，《本草纲目》中对此也有记载："能滋补血气、暖胃祛寒、补肾壮阳，服之能使气血溢沛，百脉沸腾。"

自古以来，人们想出很多制作狗肉的方法，这里主要介绍一款美味又营养的狗肉炖煮方法。

材料：250克狗肉，250克胡萝卜，水淀粉、食盐、五香粉、味精、生姜、葱、八角、蒜瓣、料酒、酱油各适量。

制法：将事先准备好的狗肉放入清水中浸泡1小时，捞出放入沸水锅中焯一下，再将焯好的狗肉拿出，用刀将其切块，把切好的肉块倒入砂锅中，加入适量的水后，用大火将其煮至沸腾后去除浮沫，再加入适量料酒，转小火煮40分钟后即可捞出沥干，切成薄片待用。在焯狗肉的汤锅中放入葱、八角、生姜、蒜瓣、料酒、食盐、酱油后，转小火将其煮成卤汁。将准备好的胡萝卜取出，切成薄片，与狗肉片间隔放置在蒸碗中，再把制好的卤汁倒入蒸碗中，上笼用大火蒸5分钟即可。最后将蒸肉汁取出放到另一个锅中，用水淀粉稍加勾芡，再淋上麻油，加入葱花、味精、五香粉一同烧沸后，淋在放狗肉的蒸碗里。

功效：这道胡萝卜炖狗肉能温补肾阳，提高性欲。

狗肉虽然是温补佳品，食用也要注意适量，一次不宜多吃，小儿禁忌多食。又因为狗肉性温，对于那些有感冒、发热、阳虚内热、阴虚火旺、脾胃温热以及高血压患者来说，应该谨慎食用。此外，狗肉性热、滋补功效强，食用后会导致人体血压增高，心脑血管病人不能多吃狗肉。

另外，食用狗肉后还要注意不可立即喝茶。狗肉中的蛋白质很容易与茶叶中的有效成分鞣酸相结合，生成一种叫鞣酸蛋白的物质。这种物质能够抑制胃肠的蠕动功能，从而导致便秘。食狗肉宜在冬季，食用时要待其煮熟，切忌食用半生不熟的狗肉，以防寄生虫感染。

羊肉虾仁汤，暖肾提性致

羊肉是冬季温补和壮阳的上佳食品。其味甘而性热，一直被传统医学认为是补精血、助元阳、疗肺虚、益劳损，滋补养身健体之药。

古代书籍中对羊肉的滋补养神功效也多有介绍。金代李杲说：

"羊肉有形之物，能补有形肌肉之气。故曰补可去弱。人参、羊肉之属。人参补气，羊肉补形。风味同羊肉者，皆补血虚，盖阳生则阴长也"。《本草纲目》中说羊肉能"补虚劳，益气力，壮阳道，开胃健力"。

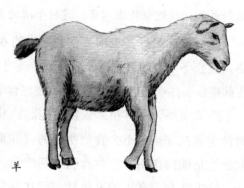

羊

羊肉无论是补益功效还是治疗作用都很明显。将羊肉煮熟后，连汤一起食尽，可以有效治疗男子五劳（久视伤血，久卧伤气，久坐伤肉，久立伤骨，久行伤筋）七伤（大饱伤脾，大怒气逆伤肝，强力举重久坐湿地伤肾，形寒饮冷伤肺，形劳意损伤神，风雨寒暑伤形，恐惧不节伤志。）及肾虚阳痿等病症，还有除寒祛湿、活气补血等功效。

以下为大家介绍一款羊肉虾仁汤的做法。

材料：羊肉50克，虾仁25克，韭菜40克，以及料酒、葱姜汁、酱油、精盐、味精、芝麻油、植物油、湿淀粉适量，鸡汤700克左右。

制法：备好的羊肉切丝，将料酒、葱姜汁和精盐加入湿淀粉中拌匀后与羊肉丝混合均匀。再在锅内倒入植物油烧热，将入味上浆好的羊肉丝入锅炒至断生；然后加入适量的料酒、葱姜汁、酱油以及鸡汤烧开，再将虾仁、挂面加入一并煮熟后，下入切好的韭菜段，适量精盐、味精再烧一会，淋上芝麻油，即可出锅盛盘。

功效：羊肉富含蛋白质、钙、维生素、脂肪、铁、磷等营养元素，有活血补气、温中暖肾的功能。虾仁可以帮助人体补肾壮阳。韭菜含有的挥发油、蛋白质、脂肪、糖类、硫化物、甙类、维生素、胡萝卜素、磷、钙等物质，有补肾壮阳的功效。三者在此汤品中相互配合，再加上用小麦制成的面条作为主食，可将本品的补肾助阳功效发挥到最大，极适合肾虚阳痿、遗精早泄的患者食用。

食用羊肉虽好，也需要注意一些有关食用羊肉的常识。因其性热，适宜冬季食用，夏季不宜多食。对于患有外感发热、急性炎症、皮肤疮疡、热病初愈等症的患者，要忌食羊肉。

除羊肉外，还有很多食物也能起到壮阳、刺激性欲的功效。欧洲性学研究家指出不少食物所含的营养素有提升性欲，刺激性感和增强性功能的作用，这类食物包括鲤鱼、牡蛎、鹌鹑、桑葚等。因此，性生活和谐真正的灵丹妙药就在每日合理的饮食中，只有科学地从饮食中吸收人体所需的营养物质，才能将男女的性生活推向最美好的境界。

燕麦粥，提升女性情趣

随着物质生活水平的提高，人类越来越认识到粗粮的重要性，其中燕麦就是粗粮中极具营养价值的粮食之一。燕麦中含有的营养成分能满足人体所需的营养，还有刺激性欲等多种功效。

对于女性来说，燕麦片因其含有大量的纤维质和B族维生素成分，能够帮助人体改善其消化吸收功能；此外，其含有的B族维生素成分对消除身体疲乏，缓解精神压力也有效果。因此，燕麦对于现代工作越来越紧张的职场女性来说，是一种于身心均有益的既营养又不发胖的健康好食品。女性平常多吃燕麦片，能够保持匀称的身材，优美的身体曲线，在进行房事的时候，自然就能够将其优美身材展现的一览无遗，从而尽情享受玲珑身段带来的性事高潮。此外，对于更年期的女性来说，适当地食用燕麦，有助于提高其性欲。

对于男性来说，成年男性因其体内的睾丸素分泌量会随着年龄增长而不断下降，有一些中老年男子会出现性功能衰退、性欲不强和勃起障碍等症状。多食用燕麦可帮助男性释放体内的睾丸素，能够大大改善男性性功能障碍症状，从而帮助男性重拾年轻时的活力。

研究人员用实验证明了，燕麦是否能够有助于男性睾丸素的分泌，他们找来一些中年男子作为实验对象，让其食用以燕麦为原料制成的天然植物保健品。4周过去后，研究人员经检测发现，这些男子体内的游离睾丸素水平有了很大幅度的上升，平均上升水平超过了四周前睾丸素的27%。这里要向大家推荐既营养又能让人享受"性"福的燕麦粥。

材料：燕麦、大米各50克，白糖适量。

制法：先将备好的燕麦、大米淘净，一同放入锅内，再在锅内加入适量清水熬煮成粥后，倒入适量的白糖调味即可食用。

功效：保持每天喝一碗这样的燕麦粥，连续3~5天即可发现性欲有明显的提升。

燕麦虽然有促进性欲的功能，并不是食用的越多，其效果越大，在食用燕麦时切忌勿要过量。多食燕麦不但不能助益人体，可能还会对人体造成损害。所以说，燕麦虽有很好的药用功效，也只能适量食用。

第四节
本草养生，改善生育功能

兔肉补精血，"性"福指数攀升

在我国中医中，向来有用兔肉作为强身健体补药的传统。关于兔肉《本草纲目》中记载："兔肉辛平无毒、补中益气，主治热气湿痹，止渴健脾。"兔肉有"凉血、利大肠，解热毒"三大功效。对于老年人和体弱者，尤其是气血两亏、肾气不足、精血虚弱、阴虚阳痿的人，也能够通过常食兔肉改善体质，缓解病症。

兔肉从其性味上来讲味甘而性凉，因其独特的养生功能又有"荤中之素""保健肉""美容肉""百味肉"等的美称。兔肉入口即化，质地尤为细嫩，而且味道鲜美。从它营养价值的角度来讲，是一种高蛋白质、低脂肪、低胆固醇的肉类。兔肉中含有大量对大脑和其他器官发育都不可或缺的卵磷脂，因此，常吃兔肉有健脑益智的功效。此外，多吃兔肉还可以保护人体的血管壁，防止血栓形成，能有效预防

高血压、冠心病、糖尿病等疾病
的发生，同时对于患有这些疾病
的患者也有缓解病情的功效。对
于健康人士来说，兔肉还能增强
其体质，保持身材健美。对于爱
美的女性来说，兔肉在保护皮肤
细胞活性，维持皮肤弹性方面的

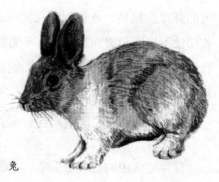
兔

作用绝对不能忽视。兔肉中虽然含有大量蛋白质，脂肪和胆固醇的含
量却大大低于其他肉类，而且其所含不多的脂肪中，又多为不饱和脂
肪酸，因此，对于女性来说，常吃兔肉可以补充营养，强身健体，还
不用担心脂肪堆积，帮助女性维持身材苗条。对于肥胖人士来说，兔
肉是极佳的肉食品。

荸荠炖兔肉

材料：500克兔肉，荸荠和黄豆各100克，干贝25克，姜片、料
酒、盐少许。

制法：先将黄豆放入水中浸泡约2小时后再捞出，用清水淘洗净。
干贝需要用温水事先将其浸软。兔肉用清水洗净后做切块处理。荸荠
削去皮后洗净，切成片待用。准备好上述工作后，先在汤锅内倒入适
量清水，将荸荠片、黄豆和干贝加入水中煮沸，再将兔肉块，适量料
酒和姜片一并加入，火调至小火慢慢炖至兔肉熟烂入味，最后再撒上
适量的食盐调味即成。

功效：这道荸荠炖兔肉有绝佳的补气益血、滋阴退热功效。

兔肉虽然有"保健肉"的美称，要想使它的保健功效全部发挥，
还要特别注意烹制的方法。兔肉适合炒、烤等烹调方法，粉蒸、红
烧、炖汤的做法也适宜。

在加工兔肉时，因其肉质细嫩，肉中没有筋脉虬结，所以要顺着

肉的纤维纹路切，才能保证兔肉在加热后仍然保持整齐美观的形态。若切法不当，兔肉加热后极有可能会变成粒屑状，而且很难煮烂影响食用。此外，食用兔肉的季节也要注意，最宜夏季食用。

大葱炒蛋，治阳痿促生育

日常生活中的葱看似平常，谁能想到它其实一直被国外的某些民族当作是爱情和性欲的化身，这些民族中的青年男女在举行结婚仪式时通常都会有葱的出现，用以表达人们对新人的祝福。

现代医学研究表明，葱含有丰富的营养成分，有刺激性欲的作用，而且葱所含的各种维生素可以有效保证人体各种激素的正常分泌，从而起到滋阴壮阳的功效。

我国民间有句俗话说道："常吃葱，人轻松"就是对葱的药用价值的肯定。早在《神农本草经》中就已经对葱的药效做了记载，到李时珍时，更是大加推崇葱的药用价值："葱乃释客五荤之一，生辛散，熟甘温，外实中空，肺之菜也，肺病宜食之。"

《本草纲目》中记载的以葱为药材治病的药方就多达54个，适合数十种病使用。日常饮食中人们常吃的葱可分为普通大葱、细香葱、胡葱和分葱。在北方，人们主要食用的葱是普通的大葱。大葱里面又包含许多品种，像山东有章秋大葱，北京有高角白大葱，在南方，则以细香葱主。

传统医学认为，葱性温，无毒。生食有辛散之功，熟食有甘温之效。葱白能帮助人体发汗解表、利尿解毒、理气活血，因而人们常用葱来治疗阴寒腹痛、寒热头痛、二便不通、虫积内阻、痢疾、痈肿等病。葱叶对人体五脏有益，可以祛风发汗、解毒消肿，主要用来治疗头痛鼻塞、感冒风寒、中风、身体水肿、疮痛、肿痛等症。将鲜葱榨取汁后可用来解毒、止痛、驱虫等，内服的话可以有效治疗头痛、尿血、虫积之症，外敷则可以用来治疗跌打损伤等。葱的根可以帮助缓解便血症状及消痔。葱须（根须）则有治疗风寒头痛、喉疮、痔疮、冻伤等症的功效。葱子则是温肾、治阳痿、明目的上佳药材。可以说，葱的一身都是宝。这里主要为大家介绍大葱炒蛋的做法。

材料：鸡蛋2枚，大葱半根，盐少许，色拉油适量。

制法：先将鸡蛋在碗里打散，向蛋液内加入少许盐混匀。将大葱切段或切末，单独放置在一处备用。然后往锅中倒入适量油，把火势调小后将锅烧热。先倒入大葱，记住这期间一定要保持小火，否则很容易使大葱烧焦。过1分半钟左右，便可将大葱的香味炒出来，这时候要用筷子蘸一点锅中炒过大葱的油尝尝，会发现油很香，然后调成中大火后倒入蛋液，待蛋液一面成型后，将其翻转然后关火，用油锅的余温将鸡蛋炒熟。

食用大葱有益身体，切忌不可多食，特别是热性病患者慎用。

双仙炖乳鸽，提升生育力

人们都说孩子是上天赐给父母的最好礼物。对于大部分不孕不育的女性来说，生命总觉得有缺失，而且女性婚后长时间不孕，还会遭受来自自身和家庭的双重压力，弄得精神紧张，情绪也会长时间处于压抑状态。要想弥补生命中的遗憾，彻底摆脱不孕症带来的烦恼，首要要求夫妇双方都保持健康的身体状态。因此，夫妻双方都拥有好的体质是治愈不孕症的关键。

从古至今，就有许多秘药偏方被广泛用于治疗男女不孕不育症，其中仙茅和淫羊藿就是其中之一。仙茅入肾经和肝经，对于男女不孕不育者均适用，有很好的温阳补肾、强身健体的功效。另外，女性不孕症患者食用仙茅，可以起到暖宫的作用，从而大加改善卵巢的功能；男性肾阳衰虚者食用仙茅，能有效治疗阳痿早泄。此外，《本草纲目》中记载仙茅还有暖精壮阳的效用。总之，对于帮助男女改善生殖能力很有助益。此外，仙茅对于因肾阳不足而引起的腰膝酸软、胃腹冷痛、老年人遗尿、白发等症状也有很好的治疗功效。

至于另一种提升生育能力的药材淫羊藿，它能够起到壮阳补肾、强筋健骨、祛风除湿的效果。主要用来治疗阳痿早泄、精冷不育、肾虚喘咳、尿频失禁、筋骨痉挛、风湿骨痛、腰膝酸软、四肢不仁、半身不遂等症。

将仙茅和淫羊藿配合使用，其在改善男女生育能力方面的效果更加显著。此处为大家推荐的就是将两者混合使用而制作的一道菜肴——仙茅淫羊藿炖乳鸽。

材料：乳鸽1只，淫羊藿3钱，仙茅3钱，去核红枣10枚，生姜2片。

制法：首先将乳鸽拔毛去除内脏，用清水洗净。然后将其斩成大块。再将仙茅、淫羊藿、红枣全部清洗干净，最后将切好的乳鸽，洗净的仙茅、淫羊藿、红枣全部放入炖盅内，加入沸水后，用隔水炖煮的方法炖3个小时左右即可出锅。

功效：这款药膳的功效主要是温肾补气，很适合那些因肾阳不足、肾气虚弱而导致不孕症的患者食用。此外，对于久婚不孕、经量少、小腹冷痛、大便不实、小便清长者也有很大的帮助，对因子宫虚寒而导致的不孕患者最宜。平时常喝，还能帮助女性调理月经。同时对于筋骨酸软、腰膝冷痛者也很适用。但要注意的是仙茅、淫羊藿性味辛热，毒性小，药性燥烈刚猛，极容易伤阴助火，因此除肾阳衰者外，一般人并不适合食用此道药膳。

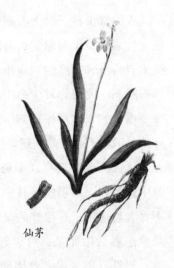

仙茅

而在食用这道药膳时也有一定的食用禁忌。比如对于那些体内有瘀血、浓痰以及因肝郁体质而造成不孕的患者，此汤不宜食用。

补充精力，首数鲤鱼

都市生活的人们，在繁重的工作生活以及频繁房事过后，总会发现精力不济。这时需要适当多吃点能够补肾强精的食物和药物，来帮助人体恢复精神气。那么，对于男人来说，如何补充"性"福所需的必要微量元素呢？此处就向大家介绍一些"性"福必备的保健食谱，帮助你在性事高潮后仍然能保有极佳的精神状态。

脾虚的男士要想增强性能力，提升性功能，在冬季就应该以补阳运脾为主。这时候要多选择那些性温且有健脾功效的食物食用。这类食品很多，像粳米、芡实、莲子以及鲢鱼、鳝鱼、带鱼、鲤鱼、虾等水产类均属于此类。此外，山药、大枣含有丰富的淀粉，容易被人体吸收，也有很好的健脾益气功效。因此，脾虚的男士也应该常吃。在肉类的选择上，应该多吃那些纤维较细的鱼肉。除此以外，"性"福菜谱中不可缺少的还有补肾食品。这类食品可以治疗人体因肾虚所致的阳痿、遗精、尿清长等异症。根据中医"以脏养脏"的原理，动物肝脏也是滋补、扶助的上品。

在所有帮助人们将"性"福进行到底的食物中，最受青睐的还数水产品了。这是因为鱼虾等水产品中含有丰富的微量元素，包括锌、钙、铁、锰、铜等，这些元素是人体健康所不可或缺的。其中，锌对于男士来说尤为重要，是男性所必需的一种重要的微量元素，它在人体内的作用是帮助形成睾丸激素。因此，男士体内锌元素缺乏，就会导致性欲低下，精子量少，甚至出现阳痿等症状。据研究表明，男人每次射精中大约含有5毫克锌，足足占了人体每日锌摄取量的1/3。同时，锌也是女性生殖器官所分泌的润滑液中的一种重要组成元素。对于女性来说，锌也是保持其"性"福长久的物质之一。在现代生活中，那些性生活频繁，工作又繁重的人就尤其需要重视锌的补充。

海鲜和瘦肉都是富含锌元素的食物。鲍鱼、海参、泥鳅、淡菜也是有益于人体的强精食物。其中，海参有强精补肾、滋阴壮阳的作用。而且海参含有大量的碘、锌等微量元素，能有效参与人体的新陈代谢，帮助人体降低血脂。其所含的黏蛋白质成分及其他多糖成分则有抗凝降脂、促进造血的功能，还能帮助人体延缓衰老、滋养肌肤、促进组织修护等。虾则是壮阳益肾、通乳排毒的上佳食品。其含有丰富的蛋白质、矿物质、维生素、脂类、钙、磷等，对于壮骨、增强免疫力都有很好的功效。此处就向大家介绍一款让"性"福常伴的川椒鲤鱼汤的做法：

材料：1条约500克重的鲤鱼，10克川椒以及姜片、葱白、料酒、盐和味精各适量。

鲤鱼

制法：将准备好的鲤鱼宰杀清理干净，与川椒、姜片和葱白一起放入锅中，再在锅内加入适量的清水，一起放到大火上煮，待锅内水煮沸后改用小火慢炖40分钟左右，然后加入料酒、味精和盐调味，再炖上一小会儿即可食用。

功效：补肾强精，健脾益气，延缓衰老，适合肾阳不足、肾气虚弱者食用。

饮食是维持人类身体正常运转的一个重要环节，一旦人类不能摄取足够的营养，就会影响人体的健康状况。因此，不但要选择健康的食品，还要保持健康的饮食习惯，才能始终让身心处于一个健康平衡的状态中。

泥鳅钻豆腐，精子更活力

人们在很久以前就开始关注日常饮食中的食物。古罗马时期的人们就发现日常食用的鱼类是增强性欲的理想食物。因此，从古罗马时期起，鱼肉就被当成一种性的催化剂。经过现代医学研究证实，除了鱼肉以外，还有一种食物，在提升性欲和增强性能力方面有独特的功效，这就是泥鳅。

泥鳅之所以有养肾生精的功效，是因为它含有一种特别的物质，这种物质有助于精子的形成。其次，它还含有丰富的赖氨酸，这是制造精子时所必需的营养元素。因此，在日常饮食中不妨多选择泥鳅食用，不但能帮助精子生成，还能大大提高人体精子的质量。

值得一提的是，鳗鱼也是一种补肾生精的佳品，与泥鳅相比，泥鳅的优势无疑更为明显。因为泥鳅的肉中含有更少的脂肪，同时又含有多于鳗鱼肉3倍的铁质和钙质。那些渴望增强性功能，提高精子质量，又有高血压、高脂肪的男性朋友，选择泥鳅食用更为合适。

据了解，在韩国人的食谱中，有三种常做的汤最具强性的功能，其中一种就是泥鳅汤，其他的还包括有参鸡汤和狗肉汤。这里就为大家简单介绍一下韩国强精壮性的泥鳅汤的做法。

材料：泥鳅500克，大葱、辣椒酱、味精、盐等适量。

制法：首先在买来的泥鳅上面均匀撒上盐并置入容器中，然后将容器的盖子盖上，一直等到容器内的泥鳅没有动静的时候，再将泥鳅取出清洗干净。在锅中倒入水，并放入泥鳅、大葱、辣椒酱、味精、盐等调料，火上熬煮约1小时就可以盛盘食用了。

功效：养肾生精，提高性功能。

除了韩国人制作的泥鳅汤用来壮阳外，在我国浙北民间也有一道菜肴，深受广大老百姓的喜爱，而且其营养价值更高，这就是泥鳅钻豆腐。专家经研究后指出，把泥鳅和豆腐搭配在一起做菜，能在口感上更加吸引人，更重要的是能让这两种食材中所含的营养元素实现充分的互补，从而极大地增加这道菜肴的滋补功效。

这道菜的做法很有趣，先是要挑选小泥鳅放在倒入蛋清液的清水盆中养两天，从而帮助它们将体内的脏物排干净，再取出清洗干净。在砂锅中倒入一些排骨汤，加入整块的嫩豆腐和洗净的小泥鳅，盖上锅盖用小火慢炖。等泥鳅受不住热气时就会向豆腐里躲藏，待到泥鳅全部躲进豆腐里后，就可以将豆腐取出，放置在汤碗中，浇上高汤，加入葱、姜、盐、胡椒粉、味精等调味料，放入蒸锅内蒸一刻钟左右便可以了。

营养学家研究发现，泥鳅和豆腐均具有极高的营养价值。其中，泥鳅中营养物质的含量均超过一般鱼类的含量，且它的肉质极其细嫩鲜滑，味道鲜美。古代医学著作中，对泥鳅的养生功效也有所记载。《本草纲目》中认为，泥鳅味甘性平，有暖中益气、解毒收痔的功效。正是因为其有诸多养生功效而享有"水中人参"的美誉。豆腐则一直被推崇为最适合人类食用的食品之一。故两者同烹，能将滋补养身的功效发挥到最大。

常吃果仁，增强性功能

增强性功能的食物多种多样，就拿人们日常食用的各种果仁来说，就是增强人体性功能的一种极佳食品。

人类可食用的果仁很多，有各种坚果，谷物类食品等，这些供人类食用的果仁，是植物的生命之源。其中蕴含的营养成分是用来供一颗植物萌芽生长的，其营养成分的含量是十分惊人的。据科学研究显示，果仁中含有大量的 B 族维生素和维生素 E，同时还蕴藏着丰富的矿物质，可以称得上是矿物质的"金矿"。除此之外，果仁还是人类补充人体所必需的蛋白质的理想食品。食用果仁的功效之一就是激发人体的性欲，引发人类的性冲动。

番瓜子中含有一种能对男性雄性激素分泌产生极大影响的神秘物质。常以番瓜子为食，能增强人体性功能，保护人体性健康。德国曾有一名医生经研究后发现，有一些经常吃番瓜子的民族，极少有人患前列腺疾病。

当男性年过40之后，大部分人都有前列腺肥大的问题。通过美国的一项实验发现，前列腺肥大的患者如果坚持服用番瓜子萃取物，一段时间后，能有效改善患者尿频的次数，同时还能一并改善其他症状。营养学家研究表示，番瓜子也是人体补充维生素E的理想食品，多吃番瓜子，还可以延缓衰老，常保活力。

购买番瓜子很容易，在一般的超市就可以买到。还有一些番瓜子与多种坚果混合，可以将它撒在沙拉上食用，也可以当作日常的零食享用。

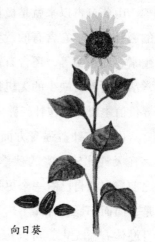

向日葵

除了番瓜子外，还有很多果仁都对助性有益。那么，具体有哪些呢？全小麦、玉米、芝麻、葵花子、核桃仁、花生、杏仁等均属于增强性功能的果仁类食品。现在介绍一下利用果仁为原料的食疗法。

材料：30克核桃仁，一对猪腰子。

制法：猪腰子先切片准备好。然后将切好的猪腰子与核桃仁放入油锅内一同炒熟。在每晚临睡前趁热吃一点。

功效：坚持食用，有很好的补肾益气功效。

还有就是准备花生、西瓜子、黑芝麻各30克，每日早晨或晚上睡觉前嚼服一些，坚持一段时间后，会发现如此食用不但能有效增强性功能，还能治疗少白头、身虚体弱的症状。

一品山药，提升精子生成力

男性性功能衰退一般从更年期后开始，表现为举而不坚、阳痿、早泄、性欲减弱等。很多男性为此十分苦恼，并花大量金钱、时间去寻找良药秘方，以改善自己的性机能，提高性能力。其实，增强性腺功能、恢复性活力的最佳秘方就在平时的饮食中，要多选择那些有增强性腺功能的食物食用，长期坚持，养成健康的饮食习惯，就能在饮食中逐步改善人体的性腺功能，当性腺恢复活力后，男性更年期的其他症状也能相应地减轻。在众多的改善性腺能力的食物中，重点为大家推荐山药。

山药自古以来就是极具营养价值的食用佳蔬，同时也是备受推崇的滋补佳品。它含有的营养成分包括蛋白质、脂肪、胆碱、糖类、维生素、淀粉酶等，还含有钙、铁、碘、磷等许多保证人体各个器官正常活动所不可缺少的无机盐和微量元素。在传统中医看来，山药的营养价值主要体现在补脾养胃、补肺益肾方面。

山药在补益强身方面的作用十分显著。平时身体虚弱的人，应该在天气比较凉爽的秋季来食用山药进补，从而在寒冷的冬季来临之前，保证自己有一个更强健的身体来抵抗寒冷。山药还有一个特性是，温而不燥，补而不热，尤为适合老年人食用。山药可常吃，对强身健体有益无害，可以每天吃100克左右的山药，连续吃上1~2个月再观察其效果。

山药还有涩精止尿的作用。很多人是因为肾虚才导致的遗精、尿频。山药在补脾的同时，对补肾也极有功效。秋季前加紧用山药进补，对缓解冬季易加重的上述疾病大有好处。

山药的吃法比较简单，多吃无害，可时常食用。这里为主要为大家介绍一品山药的做法。

材料：1500克熟山药泥、25克山楂糕、50克熟莲子、200克细豆沙馅、10克西瓜子仁、5克糖青梅、200克白糖、5克湿淀粉。

制法：按照五瓣梅的形状将山药泥在菜盘中围成5厘米高的边，在围好的花心中间填入细豆沙馅，再在上面盖上一层山药泥密封。取一根竹片蘸水浸湿后将表面及周围抹平。按照山药泥围出的梅花图案边沿形状，将山楂糕刻成0.6厘米宽的条镶嵌在周围。用瓜子仁、莲子在盘子周围摆成梅花朵状，用事先摆好的山楂糕条做梅花的枝干，再将青梅切成花叶状装饰在梅花旁边。全部图案制作完毕后，将盘子隔水用旺火蒸5分钟后取出。将炒锅置于旺火上，倒入100克清水，再加入适量白糖，待其溶化成糖汁后，用湿淀粉勾芡，均匀浇在图案上即成。

功效：这道菜色、香、味俱全，能增强食欲，又极具补益功效。

不过对于更年期的男性来说，即使找到提升性能力的良药秘方，性事也不能过度，同样也不能没有。如果男性长期没有性生活，就会大大降低精液的生成能力。因此性事要适度，至于性事的周期，这就因人而异了。

突破性障碍的一尾牛鞭

人们常食用牛鞭以壮阳，很多人会误以为牛鞭是牛的尾巴，事实上，牛鞭是雄牛的外生殖器。食用牛鞭能够起到温补肾阳的功效。西医也认为活体雄性动物的性器官，像生殖器、睾丸等，含有比较丰富的雄性激素，有提升男性性能力的作用。

传统医学有"以形补形"的治疗观。中国人普遍认为食用动物的性器官和增强性功能有密切关系，吃鞭就等于壮阳，在《本草纲目》中对牛鞭的功效就有记载：牛鞭主治男性阳痿、早泄，有补肾益阳、固本培元的功效。西方与东方不同的是，它在医学上主要依靠药物来达到壮阳的目的。

现在，国内众多医学专家经过研究纷纷认可了牛鞭在壮阳方面的功效，并指出牛鞭含有大量的雄性激素、蛋白质、脂肪等成分，这些营养成分能帮助人体温补肾阳，是男性绝佳的补品。牛鞭不但能作为适于男性食用的滋补品，同时也是一道炙手可热的美食菜肴。这里为大家介绍一道简单的养生牛鞭汤的做法。

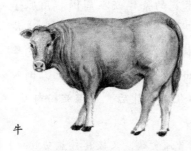

牛

材料：牛鞭1副，生姜一段，食盐1匙。

制法：将备好的一副牛鞭切成等长的段，放入沸水中焯一下，捞起沥干水后用清水将焯过的牛鞭冲洗干净备用。配料生姜洗净，切片，再将处理好的牛鞭、生姜片一同放入炖锅中，加清水直至盖过材料后，开大火先将水煮沸后再转成小火慢慢炖上半个钟头即可取出。起锅前加入适量食盐来调味。

功效：牛鞭是牛的生殖器，能够补肾阳，增强性功能。

从牛鞭的功能上也不难知道，这道汤品能刺激肾上腺皮质系统，使其处于兴奋状态，从而增大有益性激素的分泌，同时还能起到强化心理的作用，坚定男性在性事上的信心，帮助男性恢复活力并提升性欲。

这道牛鞭汤尤其适合因为在性事上信心不足、体力不济而导致性欲低下的人群食用，一般男性食用此道汤品也有辅助功效，尤其是当人体处在体力、脑力负担过重，身心俱乏的情况时。

品松子香蘑，远离遗精

人人都梦想拥有强健的体魄，真正实现这个梦想，选择有益健康的食物是关键，松子就是极受推崇的有益身心的食物之一。

松子即是松树的种子，又有海松子的称法。松仁含有大量人体所必需的营养元素，是一种极具滋补功效的中药，长期食用，对强身健体、滋润肌肤、延年益寿都有很大的帮助。因此，松子的食疗价值也不可低估。

松子含有大量的不饱和脂肪酸，例如亚油酸、亚麻油酸等，这类物质是组成人体多种细胞的基本成分之一，也是人类脑髓和神经组织的重要组成成分。常食用松子对促进儿童的生长发育，保护脑细胞功能和神经功能以及病后身体恢复都有很大的帮助。

松子也是重要的壮阳食物。传统医学以为，松子仁味甘而性微温，有健骨壮阳、补气活血、润泽肌肤、清肺消咳、滑肠通便之效。现代医药学经过研究发现，松子仁中包含大量的不饱和脂肪酸、优良蛋白质、多类维生素和多种矿物质，这些营养成分对人体来说极为重要。因此，平常多吃松子，能起到很好的强身健体、强化自身免疫力、延缓衰老、消除肌肤褶皱、滋润皮肤、增强性功能等功效。对于中老人来说，松子仁更是一种极具滋补养身价值的食物；对于食欲不振、身虚体乏、遗精盗汗、多梦、阳痿等症都有比较好的治疗功效。

松子既可以单独作为零食吃，也是制作养生佳肴的重要食材之一，这里为大家推荐松子香蘑的做法。

材料：松子仁50克，水发香菇500克，葱、姜、油各适量，湿淀粉15克，鸡油5克，盐、味精、白糖、糖色少许，鸡汤250克。

制法：先把准备好的水发香菇从中间一切两半，小的可以保留完整。在锅内倒入葱、姜、油翻炒，将油炒出葱、姜的香味后，把松子倒入一同翻炒，直至松子的香味出来。然后再往里加入鸡汤、料酒、白糖和盐适量，并加入糖色，将汤调成金黄色后，便可以倒入香菇和味精，所有的材料放好后，改用微火煨上一刻钟左右，再将调稀的湿淀粉倒入稍加勾芡，然后淋上鸡油即可盛盘。

功效：松子仁与香菇同食有很好的补肾壮阳功效。

松子是滋补养神的上品，并非人人皆适宜食用。有脾虚腹泻以及多痰症状的患者要忌食松子。同时，松子含有较大油性，易发胖的体质的人群在食用的时候注意不要吃太多，以防体内脂肪堆积。

香菇豆芽，提高机体免疫力

香菇是人们日常生活中常接触的食用菌之一，它营养丰富，味道鲜美，是对人体健康有极大价值的功能性食品。自古以来，香菇就以其独特的味道，极高的营养价值而被称赞为"山珍之王""植物性食品的顶峰"等。

《本草纲目》中记载香菇"益气、不饥、治风破血"，具有抗病毒、抗肿瘤、调节免疫功能和刺激干扰素形成等功效。经过现代营养学家的研究发现，香菇的营养成分主要是水分和干物质。鲜香菇含水量高达85%~90%，剩余的10%~15%为固态物质，即是将水蒸发后形成的干香菇。干香菇中含有大量人体所必需的蛋白质以及对人体健康十分有益的矿物质、糖类、维生素等。从香菇的营养成分中可知，香菇是增强体质、快速提高抵抗力的理想食品。

香菇和其他食材搭配，可以制作出很多美味的食品，这里就为大家介绍香菇豆芽猪尾汤的做法。

材料：鲜香菇350克，猪尾500克，胡萝卜1根，黄豆芽200克，盐1小匙。

制法：首先将猪尾剁成长短均匀的段，倒入滚水中焯烫3分钟后再捞起沥干水。香菇先用清水洗净并去蒂，切成薄厚均匀的厚片。豆芽的须尾去掉，同样用清水洗净沥干。胡萝卜的皮削掉，并将削好的胡萝卜切成滚刀块备用。然后准备好锅，将上述处理好的食材一同放入煮锅里，加清水到盖过所有材料为止，调大火先将锅内的水煮沸，再调成小火慢慢地煮上25分钟，煮好后加上盐调味就可以食用了。

功效：此汤品针对动脉硬化、高血压、糖尿病患者都有很好的食疗功效，可以帮助患者极大地降低这些慢性疾病对性功能及性生活所造成的负面影响。

香菇具有补气养胃的功效，还能增强人体的免疫力，加强机体对各种疾病的预防作用，同时起到调节人体血脂平衡的作用。而黄豆芽不仅含有丰富的维生素C和蛋白质，其中的纤维质更是人体的环保利器，能帮助人体将体内毒素和堆积的废物排出体外，同时降低人体的胆固醇含量。猪尾含有的胶质成分远远高于其脂肪含量，常食猪尾不用担心体内脂肪堆积，还能补充胶原蛋白，有防止人体早衰和预防老化的作用，同时还有改善性功能、提高性欲的功效。

此汤营养价值很高，食用时要注意，尿酸高、有痛风症状的人不宜食用。此外，情绪不稳、焦躁不安、心境不合者也要慎食。

人参鸡粥，温和补养生殖系

人参是驰名中外、老幼皆知的名贵药材，在中国有"百草之王"的美称，其药用价值历史悠久。作为中药材，人参在人们心目中占据着极为重要的地位。很多人认为食用人参能提升人体的精气神，是补元气的大补之药，特别是多年生的野山参，它的药用价值更高。

历史上有很多过分夸大人参作用的传说。很多奇闻逸事里将人参当作救命用的药材，还有人认为千年长白参有起死回生的功效。虽然人参不像传说中有那么神奇的功效，但从其药用价值来看，人参的确是当之无愧的"百草之王"。

从中医药学的角度来看，人参性平，味甘，微苦；归脾、肺、心三经。有补元气、安神益脑、固脱生津的作用，主要用来治疗身体虚损、倦怠、健忘、头晕目眩、阳痿、尿频等病症。

从现代营养学的角度来看，人参含有的主要营养成分包括10多种人参皂苷，以及β-榄香烯、多种氨基酸、糖类和维生素等。这些营养成分主要是用来补充人体正元之气，以壮生命之本，并进一步达到固脱、益损、生津、安神的作用。对于一切患有虚症的男女，以及阴阳气血都不足的人士均可适用，是治疗人体劳伤虚损的珍贵药材。在这里，主要向大家推荐人参鸡的做法。

材料：母鸡1只，人参15克，水发香菇15克，火腿15克，水发玉兰片10克，葱、姜、料酒、精盐、味精及鸡汤各适量。

制法：将买来的母鸡宰杀处理干净，放入烧滚的开水锅中烫一下，再拿出来用凉水清洗干净，香菇、火腿、玉兰片、葱、姜均做切片处理。人参则要先用开水泡开，上屉半个钟头后再取出。将处理干净的母鸡放入盆内，再将刚切好的所有菜片一道放入鸡汤内，上屉用武火蒸至鸡肉熟烂。鸡盛放在大碗内，人参先切碎，再同火腿、玉兰片、香菇一道摆在鸡肉上，并将鸡肉上残留的姜、葱去除。最后将蒸鸡的汤取出倒在勺中，用火烧开，将汤上的浮沫撇去，加适量盐、味精调好味后，浇在鸡肉上即成。

功效：人参鸡汤是一道大补的菜，有固本培元、固脱生津、安神益脑的功效。尤其适合劳伤虚损，厌食体乏、头痛、健忘、阳痿、尿频、气血不足等患者食用。

人参虽是大补之物，作为药材，有一定的毒副作用，对于体质壮实的人，没有必要服用时，应尽量避免服用。此外，不可长时期连续服用人参，感冒时也要禁服人参。

至于服用人参的时间及相关事项也要特别注意。一般来说，为使药物尽量被人体消化吸收，最好选择空腹的时候服用，因此早晨起床时或晚上临睡前1小时均是服用人参的较佳时间。须注意的是，服参24小时内不要吃萝卜，也不要喝浓茶，更不要选择那些过于寒凉和大热辛辣的食物食用，以免降低人参的功效。

第五节
家用本草，排解两性困扰

大蒜牡蛎，保护前列腺

牡蛎肉是人们常食用的一种水产品，其肉质肥厚爽滑，口感极佳，具有极高的营养价值，对于男性来说，牡蛎肉是保护前列腺的理想食疗材料。

早在古时，人们就发现了牡蛎肉的食补价值。据《本草纲目》中记载：牡蛎肉"多食之，能细活皮肤，补肾壮阳，并能治虚，解丹毒"。在品种繁多的海洋珍品中，牡蛎肉深受人们的喜爱，被当作味道鲜美的海产品以及健美强身的食物食用。西方还给牡蛎肉以"神赐魔食"的称号；日本人则称其为"根之源"。

据现代研究发现，牡蛎肉的蛋白质含量高达45%~57%，脂肪含量仅有7%~11%，钙的含量与同等牛奶相比高出1倍有余，铁的含量则是同等牛奶中铁含量的21倍。此外，牡蛎肉中还富含多种维生素及牛磺酸、铁、磷、锌等营养成分。因此，牡蛎是一种低脂肪、高蛋白，营养价值极高的食物。其中含有的核酸，有延年益寿的功效。含有的多种维生素与矿物质，尤其是牡蛎中含有的硒，有调节神经、

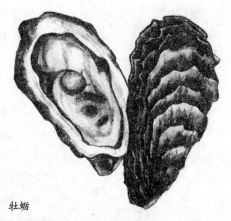

牡蛎

静心抑躁的功效，长期食用牡蛎能够缓解人体因阴虚阳亢所引发的烦躁不安、头晕目眩、心悸失眠等症状。此外，牡蛎还能起到防癌抗癌、健脑益智、保肝利胆、壮阳补精、滋阴养血以及降血压等作用。

此处要为大家推荐一款简单美味的牡蛎菜肴——大蒜牡蛎。

材料：准备牡蛎500克，大蒜4瓣以及酱油2大匙。

制法：先将牡蛎的杂质取出，用清水冲洗干净后沥干，放入滚水中焯烫2分钟后，捞出备用。大蒜切细剁碎，用酱油将大蒜末搅拌均匀，淋在准备好的牡蛎上即可食用。

功效：健脑益智、保肝利胆、壮阳补精、滋阴养血。

牡蛎中含有的微量元素锌，是所有生物生殖器官成长的重要组成物质之一，与提高人体性功能息息相关，是维持男性前列腺能正常分泌激素的必要物质之一。男性体内的锌一旦不足以满足身体需求，就会导致精子数量减少，畸形精子增加，导致性功能减退。因此，牡蛎是男性天然的助威加势的上佳食品。

大蒜在壮阳强精上的效果也非常明显，它富含的大蒜辣素有极强的抗菌能力，对于防止流感病毒入侵、增加人体对疾病的抵抗力有重要作用。常食大蒜可以抑制病菌的活性、防止生殖道感染，从而保持性器官的健康。

所以说，此道菜肴绝对是不折不扣的增强男性魅力的上佳补品，不仅适于前列腺疾病患者食用，月经不调的女性也可常食以达到食疗的功效。

虽然将两者搭配能达到壮阳强精，保护前列腺的功效。尤其适用动脉硬化、前列腺肿大、生殖腺分泌失调的人。可将此汤作为日常饮食食用。对于生疮或体质虚寒者不宜多吃牡蛎。生吃牡蛎尤其要注意是否有受到污染，最好是将它煮熟后再食用。

车前草茶对治前列腺肥大疗效显著

前列腺增生又名前列腺肥大，其临床症状前期多表现为尿频、排尿无力、尿血等症，治疗不及时或治疗不力还会导致感染、肾盂积水、尿毒症等并发症，是影响男性健康的重要疾病。

在中医看来任何疾病的发生与发展，均离不开肺、肾、脾三脏又或与气虚、血瘀有紧密关系：首先，中医认为肺为华盖，脾气失宣则下调困难。这就是所谓的"上窍闭而下窍不通"；其次，脾为后天之本，运化无权，则水蓄不通，引起癃闭；最后，肾为气之根元，津液藏焉，下焦之气不化，尿液不通。由这种观点来看，前列腺肥大的病源在肾，末在肺，而制在脾。

从临床医学上来看，前列腺增生病情反复多变，在男性中老年人中最为常见，发病率高达50%~80%，也就是说，平均每三个中老年人中就有两位可能会得该病。

可见，这种病极为恼人，又很难摆脱。病情的轻重要从症状来确定。该病的主要症状是：频繁有尿意感，特别是在晚上，因而导致尿频；排尿的时候不顺畅，尿线较短，尿量较少等；还有尿急失禁或滴沥不爽以及排尿有隐痛感觉等症状。

在很多地方俗语上就有关于该病的描述："少年射过街，老来滴

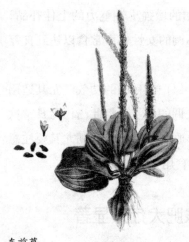

车前草

到鞋"。又有云："年过五十三，裤裆常不干"。这些俗语都表明中老年人易患前列腺增生的疾病，患上此病后，日常生活变得极为不便，更有可能导致急慢性前列腺炎，性功能减弱，性欲降低，甚至阳痿、不育等，治疗不及时或不力还有可能会演变成恶性肿瘤。

所以，发现有前列腺肥大症状时要及时治疗，否则不但会影响男性正常的性生活，甚至还会诱发女性炎症。下面为大家介绍有效治疗前列腺肥大的茶疗方法——车前草茶治疗。

车前草、鱼腥草以及适量土豆根豆。将这些材料一起放置茶壶中，用热开水冲泡后就可以饮用。

该茶做法简单，饮用方便，在治疗尿路感染、水肿、高血压等疾病上均有显著疗效，可长期饮用，对身体有益无害。

其中材料之一的车前草是一味传统中药材。《本草纲目》中记载其性味甘寒，能清热利尿、明目祛痰，主要用来解毒，或者治疗淋、肿、泄泻、带下、尿血等症。具体分析其药理作用可以发现，车前草能够影响泌尿系统的功能发挥，有一定的利尿作用，同时还有止咳、祛痰、平喘、消炎的功效。经过实验证明，车前草还有抵抗病原微生物的作用，它能有效抑制多种病菌的活性，防止这些病毒侵入人体。

鱼腥草性味辛酸，微寒，归入肺、大肠、膀胱经。有清热解毒、消痈肿的功效。

综上可知，一道简单的车前草茶就能够有效治疗前列腺增生，同时还能预防多种疾病的发生，对保持人体健康非常有益。在饮用茶的同时，人们还要注意多吃一些蔬菜水果，保持个人卫生，才能把与前列腺肥大的斗争进行到底。

紫花地丁：生殖系"消炎药"

通常来说，男性到了中年都是上有老人需要奉养，下有小儿需要抚育，旁有妻子需要关怀，人都说："男人四十一枝花"，但事实上，中年男人肩负养活一家老小的重担，真可谓是："肩挑万钧担，心有千千结。"这一时期，多数男性在性能力方面开始走下坡路，往日雄风不再，等到了50岁以上，半数以上男性还会受到前列腺疾病的困扰；由此给众多男性带来了极为恐惧的心头大患。

前列腺对于男人来说极为重要，又被称作男人的"生命腺"。很多男性会在人生的某个时期遭遇前列腺疾病，面临着许多不可言说的尴尬，这些尴尬严重困扰着男人的日常生活。这里就有一位因前列腺疾病而遭遇尴尬的吕先生，他就职于某外企公司，平常嗜酒贪杯，爱吃辛辣油腻的食物，但最近一段时间，令他苦恼的是突然而至的尿频、尿急，整天下面就像坏了的水龙头一样，一点一点往下滴，还没法关严，这让吕先生白天在公司上班时非常不好意思。而且随之而来的还有头晕、气虚等症状，使得他整天无精打采，还腰腿酸痛，甚至发展到最后都有阳痿的症状了，连老婆都开始埋怨他。

其实，吕先生遭遇的前列腺问题本身并没有多可怕，怕就怕在遇到问题时，大家不是想着及时治疗，而是想要将其掩饰过去，还有的人因为想走捷径或认识偏差使得在治疗的过程中走入误区，最后只会适得其反。

要想保持前列腺的健康，避免遭遇前列腺疾病，就必须找出引发前列腺疾病的原因。俗话说得好："无风不起浪。"世上之事有果必有因，男人前列腺之所以会出问题，必有原因。一般来说，这种疾病源于不良的生活习惯。营养专家明确指出，男人患上前列腺疾病多少都与日常不健康的饮食以及生活习惯有关。

这里为大家介绍一种治疗前列腺极为有效的药草——紫花地丁。

《本草纲目》中对紫花地丁的作用是这样描述的："主治一切痈疽发背，疔肿，像无名肿毒，恶疮。紫花地丁对于治疗男性前列腺疾病有极好的疗效。"

紫花地丁又名地丁草、地丁、箭头草、羊角子、独行虎、米布袋。紫花地丁的叶子长似柳叶呈细长形，两端稍尖，开紫色的花、结角子。待果实成熟时将其采收，洗净后晒干，将果实切段后生食之。

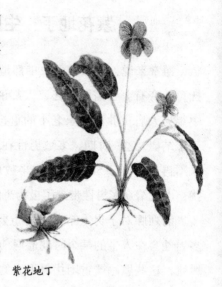

紫花地丁

益母草是妇科良药

现代女性不但要做家里的好太太，还要做职场中的精英，压力也就越来越大。同时，女性娇弱的体质容易受到很多病毒的感染，导致妇科疾病的发生。在所有防止和治疗妇科疾病的药物中，益母草是最为普通但又有效的药物。

益母草又被称作"坤草"。在中医阴阳学中，"乾"具有阳之意，而"坤"则有阴之意，因此，从益母草的名字来看，也知道其是一味补益女人的妇科良药。

从中药学的角度来看，益母草性微寒，味苦辛，有活血调经，去瘀生新、利尿消肿的功效。《本草纲目》的增补版中还说益母草是一味行而不走、不耗气血的妇科良药。

在临床上，医生多把益母草用来治疗产后腹痛的病人。许多新产妇在第一次生产后会在小腹部出现疼痛的情况，这是由于产后子宫收缩而引起的收缩痛，因此又称作"产后痛""宫缩痛"。导致产后痛多是因为血瘀、气血虚，或感染风寒所致。

　　用益母草治疗血瘀之症与其他的祛瘀药强攻的功效相区别的是，益母草在祛瘀方面的功效更强，但同时又能保证到人体本身的正气不受损，在祛瘀的同时还能帮助人体进行组织修复，因而才将益母草称作是"行而不走"的药物。另外，益母草配合凉血药一起使用，有迅速凉血止血的功效，当配合活血药一起使用时，又具有明显的活血补血的效用，这也就是为什么将益母草称作"不耗气血"的药物，因为它无论是在凉血还是在活血方面，都能恰到好处地发挥它的治疗功效。正是由于以上两种特性，益母草对于女性来说尤为适合。

　　益母草是一种草本植物。在传统医药学中多被用来治疗女性胎漏难产，胞衣不下，崩中漏下，产后晕血，瘀血腹痛，月经不调，尿血，痈肿疮疡等症状，并且被历代医家用以治疗妇科疾病。在流传下来的许多著名的妇科方剂中都有益母草的身影。演化到今天，更被当作妇科临床常用药使用。

　　经过现代医学研究证明，益母草含有的主要有效成分为水苏碱、益母草定、益母草碱、益母草宁等多种生物碱以及苯甲酸、氯化钾等。经过进一步临床与动物实验论证，益母草浸膏及煎剂能刺激子宫，使子宫保持强烈并持久的兴奋感，不仅能增强子宫的收缩力，还能加大子宫的紧张度和收缩率。对于产后女性来说，无论该女性是选择正常分娩，还是选择剖宫产，抑或流产，都可以在产后适当服用一些以益母草为主要成分的保健药品。

　　除此之外，益母草还能帮助爱美的女性养颜驻容。据载武则天就有利用益母草烧成灰后精制而成的美容佳品保养皮肤的习惯。因此，尽管武则天年龄渐长，但仍然保持亮丽的容颜。益母草之所以有美容的功效，也要归功于其所含有大量的微量元素。像所含的硒能够帮助人体提高免疫细胞的活力、防止动脉粥样硬化的发生以及增强肌体预防疾病的能力；所含的锰可用来对抗氧化、防止衰老、抵抗疲劳以及抑制癌细胞的增生。所以，益母草对女性养颜美容、延缓衰老大有助益。特别是适合用于产后的恢复和美容。

但要注意的是，并不是每一个产妇都适合服用益母草，对于上环的患者，要慎用益母草，因为益母草有促进子宫收缩的功能，有可能导致环的位置发生移动。

千里光，应对阴道炎症

女性在平时的日常护理中尤其要注重私处的清洁，因为很多疾病是从私处侵入女性身体的。真菌性阴道炎便是其中之一。这种疾病在孕妇中的发病率尤其高。因为处于妊娠期的妇女，体内的激素分泌水平发生改变，使得阴道上皮细胞糖原含量不断增加，而且阴道里的酸性持续增加。再加上孕妇怀孕期间的营养性糖尿为细菌的生长繁殖提供了一个良好的环境，孕妇尤其容易受到真菌性阴道炎的困扰。

真菌性阴道炎在中医中属于"阴痒""带下病"的范畴。古代医学中对于引起本病产生的原因多有论述。归纳起来讲不外乎是温热之邪，随经下注，蕴于阴部。又或是因为摄生不慎并以忽视卫生而导致湿邪之毒里应外合，感染阴部，引起带下异常。中医对该病的治疗以解毒杀虫、清热除湿、止痒止带为总原则。

在古代医术中多有记载治疗阴道炎症的药方。例如：黄柏、苦参有清热燥湿、泻火解毒的功效，与千里光、白鲜皮等有祛风杀虫、解毒除湿的功效的药材一同使用，疗效更佳。吴茱萸性热，可用来祛寒止痛，将其外用还有明显的降湿解毒之功效，配合上述药物使用可以有效防止过于寒凉给身体带来的不良反应，有反佐之用。

到现代，医学药理经过进一步研究表明，苦参及黄柏水煎剂能有效抑制感染外阴道的常见菌（像金葡菌、真菌等）的活性。蛇床子不仅抗变态、抗维生素、防止寄生，还有很好的止痒功效。在治疗阴道炎症的过程中还可以采用中药冲洗的方法，改善阴道内的环境，调节阴道内的酸碱平衡，从而有效抑制真菌在阴道内的生长繁殖。现代药理还表明，苦参还有调节人体免疫功能的作用，而蛇床子能增强人体抵抗力。

这里主要介绍对于治疗阴道炎症极有效的一种中药材——千里光。该药材又有九里明、九岭光、九里光、九龙光、黄花母的称号。主要生长在山坡底下、疏林边，或者路旁以及沟边的草丛里。《本草纲目》拾遗版本中记载其功能主要是清热解毒、杀虫、明目。千里光有多重服用方式，这里推荐将其制成茶服用的方法。

准备千里光15~20克。每日用沸水冲泡20分钟后即可作为代茶饮料饮用。这道茶的主要功能是清热、解毒、杀虫、明目。适合女性长期饮用。

根据现代药理研究证明，千里光有良好的抗菌消炎的作用，可有效对抗金黄色葡萄球菌、志贺氏痢疾杆菌、蜡样炭疽杆菌等多种病菌。同时也有抗螺旋体的作用。此外，千里光还能用来防止阴道滴虫的产生。

适量淡菜，月事不再烦

月经在一些女性眼中是每个月都要见的"好朋友"，在另一些女性眼中，月经则是作为女人必须要背负的一个负担。为什么不同女性对月经看法会有所不同呢？因为将月经当作负担的女性在月经时经常出现月经不调，或持续时间不规律，在经期有时经量过多，有时又太少，或者淋漓不净。特别是还有很多女性朋友在经期前后都会出现很多身体上的不适，像痛经之类的，这些身体上的不适会严重影响正常的工作和生活。此外，身体过度消瘦，或缺铁引起贫血，或者滥用性激素以及过度饮酒抽烟等，都会给女性身体造成或大或小的伤害，也让月经越来越不规律。

当女性年龄增长到40岁以后，由于生理上的原因，月经变得更加没有规律。时不时地早到或者晚走，还有可能周期紊乱或者血量改变过大。这时候就要警惕了，这些不规律的现象极有可能就是女性更年期开始的警告。更年期女性月经上的变化在临床表现为月经间隔的时间要么缩短要么延长，在月经期间经量逐渐减少，一直到慢慢没有。还有的女性则表现为月经频繁拜访，持续期间延长，经量也渐渐增多，伴随着不规则子宫出血的现象发生，然后再慢慢过渡到绝经。总之，更年期月经异常表现的原因是女性卵巢功能逐渐衰退，无法再做到按月排卵，不规则的排卵周期引起月经也跟着不规律起来。

所以，更年期女性要想保持身体健康，从饮食上着手调理身体是关键。不仅是更年期女性，任何一个想要月经乖乖听话，从每个月的负担变成每个月如期而至的好友的女性都要注意养成良好的饮食习惯，才能获得最佳的身体状态，迎接每月的"好朋友"。在月经期间，饮食上要尤其注意忌食辛辣刺激性食物，以防痛经或月经紊乱的发生；要忌食咸食，避免水肿、头痛等现象出现；也不宜饮浓茶，浓茶有可能导致经期延长和血量过多。当然，保持良好的饮食习惯是关键。

下面再为大家推荐一种帮助调理月经的天然佳品——淡菜。

淡菜又被称为红蛤、壳菜、海红等，是用厚壳贻贝和其他贝类制成的干制品。它的味道鲜美而淡，所以取名为"淡菜"。淡菜中含有多种人体所必需的氨基酸以及不饱和脂肪酸，这些成分能有效改善人体的血液循环功能。此外，淡菜中含有大量的微量元素锰、碘等，能有效参与人体新陈代谢，提高人体免疫力，防止疾病发生。因此，淡菜一直被全世界大部分国家的人民视为天然的保健食品。

食用淡菜时可将其煮熟，连肉带汤一起食用，长期食用能有效治疗阳痿早泄、腹中冷痛、久痢久泄和妇女崩漏等症；也可将淡菜用黄酒浸泡后，再和韭菜一起，共同煮食，每日食用1次，除补肾助阳的作用外，还可用于治疗妇女白带及小腹冷痛等症；也可以将淡菜与松花蛋一起共煮服食，长期食用能有效治疗高血压、动脉硬化。总之，淡菜的做法多样，可选取适合自己口味的方式进行。

小茴香是治疗痛经的好帮手

很多女性在月经期间都有痛经的现象发生，有的严重有的轻微，且持续时间不等。痛经的主要症状表现为：月经来潮期间小腹冷痛，面色苍白无血色，暗淡无光泽，舌质较淡，舌苔呈白色，对疼痛处进行热敷能有效缓解痛感，疼痛厉害的时候还会引起呕吐，脉搏虚弱无力。应对痛经这种尴尬的局面，就要特别注意在饮食中进行调理，以尽快摆脱痛经的困扰。

日常生活中常见的茴香可区分为大茴香和小茴香。一般来说，平时做菜时常用到的辅料是大茴香，又被称为八角茴香。而小茴香则是与大茴香不同的另一种香料。小茴香个头不大，功用却不少，其中之一便是预防女性痛经的发生。

《本草纲目》里说小茴香也称莳萝，其性温，味辛，属于调味品的一种，又可入药治病，主要药用价值为温中理气止痛，如治疗寒盆痛或妇女痛经等。对于那些出现小腹冷痛、遇热则痛感舒缓且月经色发黑还带有血块的女性，可以用小茴香配合吴茱萸、元胡、艾叶、肉桂、红花等用水煎服，在月经来潮的前三天煎服，连服三日，月经来潮后再用小茴香、制香附各15克，和水煎成汤后加入红糖30克，既可调味又可有效缓解痛经症状，每日分三次服用，有很好的止痛效果。

其实，从痛经发生原因来说，妇女痛经多半是因为肝郁不舒，或寒气凝滞于经脉，或体内气血不畅所导致。要治疗痛经，中医中多采用一些能够活血化瘀、温经止痛的方法进行。而足浴就是中医中极为推崇的一种活血化瘀，温经止痛的好方法。

足浴治疗痛经是一种非常简单又很有疗效的方法。

小茴香200克左右用水煎煮，滤渣留其汁倒入足浴按摩盆内，作为沐足液使用，然后在制好的沐足液中浸泡双足30分钟即可，每日1次，效果显著。

小茴香是日常生活中常见的调味料之一，从其功效来说，无论是在养生保健还是治疗作用方面，都有很大的功效，可用来治疗女性痛经和睾丸鞘膜积液。从小茴香的养生防病的作用来讲，可以将其从调味过渡到食疗方面，能够有效帮助人们做好日常生活的保健。另外，小茴香具有独特的药用价值，对于人体健康有重要的养护作用。

除治疗女性痛经之症外，小茴香还有很多别的功效，如和胃理气等。现代药理研究还表明，小茴香能够有效防止溃疡产生，帮助镇痛等作用。

在服用以小茴香为主要材料的药剂时，要注意切勿与寒凉物品同时食用，像冰激凌、西瓜等食物。

榴莲食疗，远离痛经

很多人在决定对某个食物的好恶时，不是用嘴而是用鼻子。通常，嘴里还未尝到食物的味道，鼻子就已经先闻到食物的味道，进而决定了对该食物的选择与否。在这些鼻子起决定作用的时候，很多闻起来味道"怪异"的食物，比如榴莲、香椿等，有可能让少数人欲罢不能，但对于大部分人来说，这种气味就已经把他们吓跑了，更别说食用了。殊不知，很多时候，人们就被鼻子误了事，错过了很多呵护女性健康的佳品。

这些味道怪异又对女性健康有益的食物之一就是榴莲，又名麝香猫果。《本草纲目》中记载，榴莲"可供药用，味甘温，无毒"。

对于很多人来说，第一次吃榴莲时，很可能会被那种诡异的气味吓到。但是，很多人在克服了那种味道尝试了一口之后，就会喜欢上榴莲果肉所特有的那种回味和口感，甚至还有一部分人则产生"流连忘返"的感觉，也正是这种感觉赋予了这种奇特的水果一个美妙的名字——"榴莲"。

榴莲为热带水果，性热，有活血散寒、缓解痛经的功效，对于饱受痛经困扰的女性来说，榴莲是非常理想的治疗痛经的理想水果。此外，食用榴莲还能改善腹部寒凉的症状，促进体温回升，对于寒性体质者，是水果中最为理想的补品；榴莲气味强烈，具有刺激性，不习惯榴莲气味的人常认为这种味道"臭气熏天"。其实，在盛产榴莲的泰国，人们更重视它的营养价值，将榴莲当作病人养病期间或病愈后恢复身体以及妇女产后补养身体的绝佳补品。在民间还有很多使用榴莲的秘方，例如将榴莲的果壳同猪骨头一起炖煮成汤，是一道民间传统的食疗秘方。

榴莲营养价值丰富，食用起来对身体有益，却不能一次吃太多。榴莲性热，一次吃太多会使得身体燥热，而且身体一次性无法全部吸收的话，那些无法完全吸收的榴莲在身体内还会导致肠胃"上火"。

要想既吸收榴莲的营养成分，又不被榴莲的性热所害，可以选择在吃榴莲的同时，搭配饮用一些淡盐水，或者也可以选择一些水分较多的水果共同食用来平衡，如梨、西瓜等，都能够很好地消除榴莲引起的燥热。不过人们通常认为食用榴莲的最好搭档是山竹，山竹被称为"水果皇后"，榴莲被称为"水果之王"，一般认为只有"水果皇后"才能降伏"水果之王"的火气，保护身体不受损害。其实从二者的称号就可看出，两者作为搭档食用，别是一番养生体验。

鹿肉应对少精症，温补不伤身

少精症是指精液中精子的数目大大低于正常男性的精子数量，患有少精症的男性生育功能也会受到严重损害。在食疗少精症的所有食材中，鹿肉是当之无愧的壮阳固精的绝佳补品。

鹿肉是鹿科动物梅花鹿或马鹿的肉，是食用肉类的极品。鹿肉的瘦肉多，肉质细嫩鲜美，口感极佳，结缔组织少。同时，鹿肉的营养价值大大高于牛、羊、猪肉。用鹿肉可以烹制多种美味又极具营养价值的菜肴。

鹿肉中含大量的蛋白质、脂肪、糖、无机盐以及一定量的维生素，且鹿肉中的营养成分容易被人体消化吸收，有防癌抗癌、防治心血管疾病、降低胆固醇的特殊功效，属于纯天然绿色食品，食之无害。

对于鹿肉的加工处理方式与牛羊肉类似。将鹿肉入药使用可以起到润五脏、调血脂的功能。主要用来治疗虚劳疲乏、产后无乳等症。内服鹿肉或将其煎汤或熬煮后服用以及外用捣敷等都可，是强身健体、壮阳益精的上等补品。

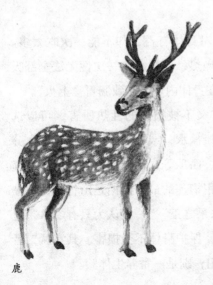

鹿

中医认为，鹿肉性温和，能起到很好的补脾健气、温肾壮阳的作用。中医中将鹿肉当作纯阳之物，在所有补益肾气、壮阳固精的肉类中鹿肉居首。因此，鹿肉极为适合新婚夫妇和因年龄增大导致肾气日渐衰竭的老人食用。而且鹿肉强身健体的功效也极为显著，对于那些经常性手脚冰凉的人，鹿肉有极佳的温补作用。常食用鹿肉可以帮助促进人体的血液循环，调节神经系统的功能。

这里就为大家介绍一道极具温补功效的红烧鹿肉的做法。

材料：鹿肉500克，水发玉兰片25克，香菜、料酒、酱油、精盐、味精、白糖、葱、生姜水、花椒水、豆粉、菜油、芝麻油、鸡汤各适量。

制法：首先将鹿肉用清水料理干净后切块备用，将玉兰片切成片，将香菜切段。火上架锅倒入油，油热时将切好的鹿肉倒入锅内，当鹿肉被炸至火红色时捞出。再在锅内留适量菜油，下入葱、生姜爆锅，然后放入鸡汤、花椒水、料酒、酱油、精盐、白糖、味精，最后倒入炸过的鹿肉，待全部材料烧开后，将火势调成文火进行煨炖，等到鹿肉炖至熟烂时，再将火势调旺将其烧开，用芡粉进行勾兑后，淋上芝麻油，撒上香菜段即可食用。

功效：具有补五脏、壮阳益精、暖腰脊、调血脉的功效，主要可以治疗身体虚劳，尤其适合因肾阳不足引起的腰膝酸软、阳痿早泄、畏寒肢冷的人群食用。

由于鹿肉极易被人体消化吸收，肾阳虚者选择鹿肉进补极为有益。但因鹿肉有温补、活血的功效，对于患有外伤，因感染引起的发热，阳气过盛以及上火之人不宜食用。

同时，鹿肉和牛羊肉一样都属于红肉，红肉食用过多会伤肠胃。

赤豆汤，抵御阴道炎症

阴道炎是妇女的常见疾病，是病毒侵入后引起的阴道黏膜及黏膜下结缔组织的炎症。对于健康的妇女来说，身体免疫系统处在良好的运行状态中，阴道对于病原体的入侵有自然防御功能。当人体免疫力降低，或者其他原因导致阴道的自然防御功能遭到破坏，病原体就会很容易从女性私处侵入，引发阴道炎症。

对于绝经后的妇女来说，卵巢功能衰竭，雌性激素缺乏，阴道上皮偏薄，细胞内所含的糖原量减少，阴道内部的pH值高达7左右，在这种状态下，阴道的抵抗力明显不足，因此绝经妇女相比于青春期及育龄妇女来说，更容易受到感染。

女性朋友当感觉阴道有炎症出现时，一定不要乱服用药物或随意用药清洗私处，一定要及时去医院，让专门的妇科医生进行诊断确认是哪种阴道炎后，再决定正确的药物治疗方案，同时还要和饮食一并控制炎症。

患有阴道炎时，在饮食上要忌辛辣食品，因为这类食品多食容易导致人体燥热，使热毒在内脏内蕴结不出，容易导致前后阴痒痛等症状的发生，从而加重病情。忌饮酒，酒是助长湿热的好帮手，患病期间必须要忌酒。同样，含有酒精成分的其他食品，如酒酿、药酒等最好也忌食一段时间。忌甜腻食物，高糖食物有甜点心、巧克力、奶油蛋糕等，油腻食物有奶油、肥猪肉、牛油、羊油、猪油等，这些油腻高糖的食物有助湿增热的效果，会增加女性白带的分泌量，从而影响整个治疗的效果，故也应该忌食。忌海鲜发物，很多海鲜产品像海虾、河虾、牡蛎、螃蟹、带鱼、鲍鱼等都属于发物，食用这些食品会加重阴部瘙痒，对消除炎症有害无益。

鲤鱼赤豆汤

材料：鲤鱼1条，赤小豆60克。

制法：先砍去鲤鱼的头、尾，剔除鱼骨，取鲤鱼的净肉备用；将赤小豆淘洗干净；在锅内加入适量清水，把鲤鱼肉与赤小豆一起放入锅内煮到豆烂后即可食用。

功效：可辅助治疗女性阴道炎。

赤小豆俗称红豆，《本草纲目》中记载赤小豆是利下之药，有利水消肿的功效。赤小豆和鲤鱼配合使用，可有消炎排毒的功效。这道菜极为适合白带多、湿热有毒者食用，对于细菌性阴道炎有辅助治疗效果。患有阴道炎的女性有很多忌口，也可以选择适合的食疗菜谱，为自己准备既有食疗作用又美味的佳肴。这些佳肴能帮助缓解病情，同时美味能让人心情舒爽，对于治疗也大有裨益。

第七章

《本草纲目》中的去火妙法

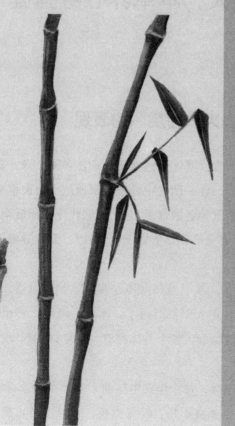

第一节
清除心火，本草养心身强健

心火"灼烧"的表现

对人体不同内脏而言，其上火的症状与危害各不一样，其中以心火为甚。心为君主之官，在一国之中处于主宰地位，心火也被称作君火，在人体内部统领着其他各脏器的"火"。明代庄元臣就明确提出："心火壮则诸脏皆衰，心火衰则诸脏皆上"。所以，要想健康长寿，就必须先照顾好心火。

吴先生今年刚30岁出头，身体却不是很好。他夜里盗汗很厉害，睡着了就会出汗，常常把衣服都湿透了。不过一睡醒，汗也就停了。醒来就觉得口干，心情烦躁，整个身体都有一种烘热的感觉，想吃凉东西，喝凉水。

原来他是一个程序员，每天坐在电脑前十多个小时，有时候为编一个复杂的程序，甚至通宵不睡，经常熬夜。舌红少苔，脉象细数，是典型的阴虚火旺症状。因为熬夜伤津，容易造成津液不足。长期熬夜就会伤阴，而人入睡时卫气入里，腠理不固，再加上阴虚火旺，虚火上炎，从而熏蒸津液，使津液大量外泄，所以会出现盗汗。一旦睡醒后，卫气重新归于体表，腠理固密，这时候津液就不会外泄，自然睡醒之后就不会流汗了。盗汗之后，津液不足，会感觉口干舌燥，想要喝凉水来灭心火。

中医说"劳心思虑，过耗其真"，大致意思是太劳心了，就容易伤神。吴先生就是过于劳心思虑，致使伤神、上火。一般人开心过了头或者操劳于家务、工作过了度，就会"心火元盛，神明不安"，也就是上了心火，造成心火"灼烧"。

心火"灼烧"一般会出现心悸、失眠、多梦、舌尖痛、口舌糜烂、尿黄灼热等症状。需要注意的是：心火有实虚之分。实火多由邪热内蕴、痰火内郁或情志所伤，五志过极化火而致，表现为多食易饥、心烦易怒、面红耳赤、口腔溃疡、口渴、喜冷饮、大便干结、小便黄赤、尿黄、消瘦等，身体健壮的中青年人容易出现此类症状；虚火则是因为劳累过度，耗伤心之阴血，形成阴阳失衡、阳气偏亢，主要表现有低热、手足心发烫、心烦失眠、口干目涩、咽干咽痛、两颊潮红口干、盗汗等，老年人特别是有心血管病的人常有此类症状。

中医认为，心开窍于舌，舌为心之苗，所以舌头能代表心的问题。舌尖发红，一般是工作时间过长，经常失眠，心火过亢，致使人体消耗过多，体内缺乏维生素或其他营养物质所致。严重的舌质红而有刺，类似杨梅，被称为"杨梅舌"。当我们发现自己的舌头不合理地发红时，就要多加留意了。

心火的表现也与性别、季节等因素有关。比如妇女在夏天时情绪极不稳定，特别是更年期的妇女，一旦受到情绪刺激就会烦躁不安，久久不能入睡，这其实就是心肾阴阳失调而导致的心火亢盛。一般还表现为：多梦、胸中烦热、心悸怔忡、面赤口苦、口舌生疮、潮热盗汗、腰膝酸软、舌尖红、小便短赤疼痛等。

在应对心火的时候，可以选择传统的中医疗法，也可以借鉴医书，比如《本草纲目》中就有不少有去火功效的中药材。若是出现了上述上火症状，就可以借助中医专家的经验，及时加以调理。

去心火的饮食规律

要想去除心火，饮食规律是必须要留意的一环。这里就为大家列举一下有益于去除心火的饮食规律。

1.饮食一定要清淡，少吃油腻、味重、味浓的食物。

2.规律饮食，保证三餐的时间和质量。

3.注意饮食卫生，不食用变质的食物、不饮生水。

4.吃一点茯苓、麦冬、小枣、莲子、百合、竹叶、柏子仁等养心佳品。

5.吃一些苦味的食物，对于清心火也有一定帮助。因为五味之中，苦入心，能够清心除烦。口腔爱上火的人，常吃些苦瓜、苦菜就能够起到一定的预防作用。

6.多吃绿叶菜和水果，如西瓜、西红柿、黄瓜、草莓、绿豆等，如果胃口不好，可以多喝粥。薏米粥、淮山粥、荷叶粥等都是不错的选择。

选择果蔬也要分清体质，如果是热性的体质，则不能吃樱桃、榴莲、栗子、石榴、龙眼、荔枝等，但可以吃香蕉、猕猴桃。如果分不清自己体质是热性还是寒性，可以多吃苹果。虚寒胃痛者不宜吃西瓜、雪梨、柚子、猕猴桃、香蕉等凉性水果，可选择白瓜、菜心等比较温和的。如果胃寒、胃酸分泌症状，可以饮鸡汤、肉汤促进胃酸分泌，如果有泛酸的症状，则应少吃，可以喝牛奶。

7.中国人爱喝茶养生，有些茶对于去心火疗效颇佳，可以适当多饮，如我们常喝的菊花茶、莲心茶、藿香茶、盐茶等。

8.要想从根本上告别上火，就要彻底改变不良的生活习惯，调养心性，熬夜、生气等最容易导致上火，如果不能改掉这些坏习惯，就无法根治心火。

要去心火就要吃点"苦"

某公司员工小李，因研发一个重要项目连续加班两个星期。他在这段时间里作息、饮食均极不规律。几天后，他眼内就有了血丝，鼻子上也长出了痘痘，并发症还有口干、苦，大便干燥等，小李为此很是苦恼，越苦恼越烦躁，脾气也变大了。他妈妈看到后，马上给他做凉拌苦瓜，还让他喝苦丁茶、吃蔬菜水果，并严格要求小李规律作息。一段时间后，小李的症状渐渐消退了。

小李这是典型的因思虑伤神引发的心火上炎。而苦入心，具有清热去火、解毒消炎作用的苦味食物一直都是心火的天敌。因此，若是确认自己有了心火，适当吃点苦味食品是很好的选择。

吃苦养生是古代医学智慧的结晶。《本草纲目》中也有对相关苦味食物的记载。比如苦瓜、莴笋、苦杏仁、丝瓜等。

苦味的东西走血，即走心。苦味食品有很好的祛暑清热功效，能够祛除心中烦热的感觉，保持头脑的冷静和平和的心态，同时，对于因实热引发的口舌生疮也有不错的疗效。

苦味食物除能泻热外，还有很好的燥湿作用，可以祛除体内的湿气，使脾胃运化功能恢复正常。在夏天，很多人会觉得食欲不振，此时适当"吃苦"可以促进食欲。现代研究也发现，苦味食物可以刺激胃肠的蠕动和消化液的分泌，增强人体的食欲和消化功能。

吃苦也分季节。中医自古就有"吃苦度夏"之说，长夏属心，夏季心火当令，心火过旺而肾气不足，是心脏病的高发季节，也是最宜吃苦的季节。夏季气候炎热，人容易郁闷、气恼，会伤及心脏，从而诱发心脏病。加上夏季人们常贪凉饮冷，肠胃容易受到刺激，出现脾胃失和、食欲下降，严重的还表现为乏力、腹胀、出汗、心悸、失眠、多梦、月经不调等症状。此时吃些苦味食物，不仅能缓解由疲劳、烦闷带来的不良情绪，还能祛除暑热，又可清心安神、清肺、健脾胃，帮助多个器官进行调整。

其实不仅仅是夏天，一年四季都可适当吃些苦味食物，可入心经而降泄心火，心火去而神自安，对延年益寿都大有益处。

当然，不是所有人都适合吃"苦"，中医早就提出了"春夏养阳，秋冬养阴"的观点，认为春夏季节，随着气温的升高，人们多喜欢吃寒凉的东西以解暑，反而造成阳气的不足，需要使用辛温的食品来进补。

这需要一分为二地去看，夏天天气炎热，适当进食一些苦寒之物十分合适，如果体质虚弱，阳气不足，再贪凉，吹空调、喝冷饮，自然就更加容易出现阳气损伤，此时就不宜再食用苦味食物了，需要适当吃一些温辛的食物来补阳气。

另外，需要注意的是老人、小孩以及经常拉肚子的人，由于脾胃不佳，也不宜食用苦寒之物，以免损伤脾胃阳气。

去心火的家常食谱

我们厨房里也藏着不少去心火的高手，自己动动手就能有效地调理心脏，去除心火。这里就为大家介绍一些去心火的家常菜。

在去火的家常菜谱中，用猪心来补心的情形很常见。这是源自中医"以形补形"的理论，有"以脏补脏"的功效。猪心性平、味甘，是不错的补益食品，有补虚安神、定惊除烦、养心补血的功效，十分适合体虚、心悸、怔忡、失眠等症状的人食用。

1.参归猪心汤

材料：猪心1具，人参6克，当归10克，盐适量。

制法：先将猪心剖开，切块洗净，和人参、当归一起放入砂锅中，加入适量清水煮开后，转小火炖煮至猪心软烂，加盐调味即可。

功效：人参是常用的补益药物，能大补元气，而当归是常用的补血药物，将人参、当归和猪心同煮，能够扶正祛邪、安神益智、补血益气，对于心虚导致的失眠有很好的调理功效。

2.桂圆炖猪心

材料：猪心1具，桂圆10颗，盐适量。

制法：先将猪心剖开，洗净，切薄片，桂圆剥皮，洗净。把猪心片和桂圆同放入砂锅中，用大火煮沸后，再转小火炖至猪心熟烂，加入食盐调味即可。

功效：此汤具有补血益气、养心安神的功效，能够显著改善心虚火旺所致的失眠。

3.柏子仁酸枣仁炖猪心

材料：柏子仁15克，酸枣仁20克，猪心1个，食盐适量。

制法：先将柏子仁、酸枣仁研细成末，猪心洗净血污；再把柏子仁、酸枣仁粉放入猪心中，用砂锅加水适量炖至熟即可食用。食猪心、喝汤。每次适量服用。每周1次。

功效：此药膳具有养心安神的功效。适用于心慌气短、失眠盗汗、大便秘结、五心烦热等心阴不足者。

需要注意的是，胆固醇过高的人不宜多食猪心。脾胃虚寒、肾脏虚寒、久病阳虚的人不宜食用。除此之外，还有很多有益于去除心火的家常菜，大家可以根据自己的喜好和体质选择相应的膳食。

去心火的瓜果蔬菜

俗话说"药补不如食补"，去心火也是相同的道理，特别是夏天的一些时令水果、蔬菜，好似上天专门为我们准备的"灭火器"，这里就为大家详细介绍几种去除心火的果蔬。

1.苦瓜

最佳的清热解毒的苦味食物便是苦瓜。据《本草纲目》记载，苦瓜可"除烦热，解劳乏，清心明目"，苦瓜熬汤，可以防治中暑、治疗夏季腹泻等。

苦瓜营养丰富，具有除邪热、解劳乏、清心明目的功效，经常食用可以去心火，增强人体免疫力。据《随息居饮食谱》载："苦瓜青则苦寒，涤热、明目、清心。可酱可腌，鲜时烧肉先去苦味，虽盛夏肉汁能凝，中寒者勿食。熟则色赤，味甘性平，养血滋甘，润脾补肾。"

苦瓜可烹调成多种风味菜肴，可以切丝、切片、切块，作佐料或单独入肴，一经炒、炖、蒸、煮，就成了风味各异的佳肴。如把苦瓜横切成圈，酿以肉糜，用蒜头、豆豉同煮，鲜脆清香。我国各地的苦瓜名菜不少，如青椒炒苦瓜、酱烧苦瓜、干煸苦瓜、苦瓜烧肉、泡酸苦瓜、苦瓜炖牛肉、苦瓜炖黄鱼等，都色美味鲜，有生津醒脑、去除心火的作用。

另外，把苦瓜榨汁饮用也是不错的选择，饮用生苦瓜汁能使身体迅速吸收大量的苦瓜有效成分。为了苦瓜不至于那么苦，可以在吃之前先用盐水泡一泡，这样可以去掉一些苦味，也可去除苦瓜中的一些草酸，以免妨碍食物中钙的吸收。这里为大家介绍几款苦瓜食物的做法。

（1）苦瓜炒白果

材料：苦瓜1~2个、白果20颗。

制法：先将白果洗净，苦瓜洗净切丁；苦瓜、白果放在开水中稍泡一下，马上捞出备用；炒锅上加少许油，放入白果、苦瓜及调味料炒熟；用淀粉勾芡上碟。需要注意的是，白果一次食用不宜过多，每人不宜吃多于10颗。

（2）苦瓜汁

材料：苦瓜和胡萝卜若干。

制成：将苦瓜洗净去子；胡萝卜洗净，然后将胡萝卜、苦瓜均切成块状；将胡萝卜块和苦瓜块放入榨汁机中，搅打成汁；再将榨汁机中的菜汁倒入杯中，加凉开水拌匀即成。

功效：此汁可清热解毒、防暑、利尿。

2.莲子

中医认为，莲子在夏秋季成熟，广泛吸取了太阳的阳气，是补益心气的最佳选择。莲子味甘涩、性平，归入心、脾、肾经，具有补脾止泻、益肾固精的功效，还能养心安神，收敛浮躁的心火，让人宁静且容易入睡。

《本草纲目》记载莲子"清心去热"，除烦热、清心火、养心安神，对于心火内炽所致的烦躁不眠具有较好的疗效。现代医药研究测定，莲子营养价值很高，含蛋白质、脂肪、碳水化合物、钙、磷、铁等多种营养素。药理研究证实，莲子有镇静、强心、抗衰老、抗肿瘤等多种作用。而且莲子中含有的荷叶碱、金丝草苷等物质，对治疗神经衰弱、慢性胃炎、消化不良、高血压等十分有效。

莲子以个大、饱满、无皱、整齐者为佳。莲子最忌受潮受热，受潮容易虫蛀，受热则莲心的苦味会渗入莲肉。因此，莲子应存于干爽处。莲子一旦受潮生虫，应立即日晒或火焙，晒后需摊晾两天，待热气散尽凉透后再收藏，不过其色其味与药效都会受影响。变黄发霉的莲子千万不要食用。

医书中说："生则胀人腹。"生吃莲子味道清香，不可多吃，以免影响脾胃引起腹泻。莲子用来煲汤为宜，历代达官贵人常食的"大补三元汤"，其中的一元即为莲子，另外两元为桂圆和大枣。这里就为大家介绍两种莲子食品。

（1）灯心莲子粥

材料：灯心草一束，莲子30克，淡竹叶5克，粳米50克，白糖适量。

制法：将灯心草、淡竹叶洗净装入纱布袋中扎上口。将莲子、粳米淘洗后，放入砂锅中，再将纱布药袋放入锅内，加适量清水，文火熬至莲子烂，加适量白糖即可。每日早晚温服，五天一疗程。

功效：此粥可清热、去火、安神。用于心火亢盛而致的失眠，心烦不安，小便灼热，口舌生疮等。

（2）莲子银耳羹

材料：50克莲子，银耳15～30克，蜂蜜适量。

制法：用莲子煨汤，待莲子熟烂，加入水发银耳煮沸，用蜂蜜（或白糖）调味服食。

功效：莲子清心除烦，银耳强心补虚，两者配伍，可治老年抑郁症。

除了苦瓜、莲子外，还有其他很多可以去心火的果蔬，如西瓜、西红柿、草莓、黄瓜、苦菜、芹菜、莴苣等。

西瓜中含有人体所需的丰富的营养物质，炎夏盛暑，吃上几块西瓜，能清热解毒、除烦止渴，还能利尿，帮助消化，因此，夏天人们一定要吃些西瓜。

西红柿的维生素C的含量远远高于其他果蔬，中医认为它有清热解毒、凉血平肝、解暑

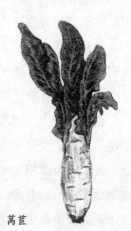

莴苣

止渴的作用，适用于中暑、高血压、牙龈出血、胃热口苦、发热烦渴等症。但要注意空腹时不宜食用。

去心火的自制中药饮

除了果蔬以外，一些常见的具有去火作用的中药我们也可以自己做一下，做一些简单有效的自制中药饮。

1.淡竹叶

淡竹叶也被称作"山鸡米""迷身草"等，据《本草纲目》记载："淡竹叶，处处原野有之。春生苗高数寸，细茎绿叶，俨如竹米落地所生细竹之茎叶，其根一窠数十须，须上结子，与麦门冬一样，但坚硬尔。随时采之。八九月，淡竹叶抽茎，结小长穗。人采其根苗，捣汁和米作酒曲，甚芳烈。"

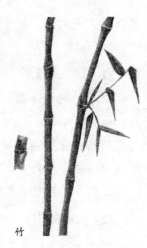

竹

淡竹叶性甘淡、寒，入心、肾经，主治胸中疾热、咳逆上气、吐血、热毒风、热狂烦闷、中风失音不语、痛头风、惊悸等症，能除热缓脾。夏天喝些淡竹叶茶有预防中暑的功效。传说张飞和张郃交战时，因为骂阵而口舌生疮，诸葛亮遣人送去了淡竹叶茶，助张飞解火治病，打了胜仗。这里为大家介绍一下淡竹叶茶的做法。

材料：淡竹叶5克，甘草3克。

制法：先将淡竹叶和甘草共同放入砂锅中，加入适量清水，煎煮3分钟左右，滤出汁液。如果没有条件煎煮时，把淡竹叶和甘草放入带盖的杯中，用开水冲泡，加盖焖几分钟，也能收到同样的作用。

功效：这款茶能够清心火、祛烦热，还有利尿功效，对于口腔溃疮、口舌生疮、牙龈肿痛等上火症状有很好的防治作用。

需要注意煎煮淡竹叶的时间不宜过长，以防药效降低。另外，孕妇和肾亏尿频者也忌服淡竹叶饮品。

2.荷叶

荷叶味苦涩，性平，入心、肝、脾经，《本草纲目》认为荷叶具有清心火、平肝火、泻脾火、降肺火以及清热养神、降压利尿、敛液止汗、止血固精等诸多功效。而且"荷叶减肥，令人瘦劣"，中国自古以来就把荷叶奉为瘦身的良药。因此荷叶饮品对众多既怕上火又怕赘肉的人士来说，实在是难得的"佳酿"。这里就为大家介绍几款可以自制的荷叶饮品。

（1）桂香荷叶茶

材料：荷叶半张、山楂50克、肉桂1支（2克）、冷水1000毫升、冰糖2大匙。

制法：先将荷叶剪碎，放入水中，放在炉上用小火煮至水开，再放入山楂，煮约5分钟；再加入肉桂及冰糖，再煮3分钟即可。

功效：此茶可健胃整肠，散瘀化痰，舒经活血。

（2）山楂荷叶茶

材料：山楂15克、决明子15克、荷叶1张。

制法：先将山楂15克洗净切片，荷叶半张洗净切丝，同决明子15克共入锅中，加适量水同煎，过滤去渣取汁饮用。

功效：此茶可清热解暑，升发清阳、散瘀止血。

（3）茉莉荷叶茶

材料：准备绿茶3克、茉莉花3克、荷叶1张。

制法：先将荷叶切成细碎状，再将荷叶与其他两种材料放入锅中，加入适量清水一起煎煮5分钟后，即可饮用。

功效：此茶可有效消除暑气，驱走身体多余的热气，也能够改善夏季头晕胸闷的症状。

需要注意的是，孕妇及脾虚泄泻者忌服荷叶茶。

除了淡竹叶、荷叶以外，还有很多不错的去心火中药饮，这里再为大家简单介绍两款。

（1）香兰凉茶

材料：藿香9克、佩兰9克洗净，茶叶6克。

制法：将上述材料一起放茶壶中，用500毫升开水冲溶，上盖焖5分钟，加入冰块冷却待饮。

功效：此茶能解热祛风，清暑化湿，开胃止呕。

（2）陈皮茶

材料：干橘子皮10克，白糖适量。

制法：干橘皮洗净撕成小块，放入茶杯中，用开水冲入，盖上杯盖焖10分钟左右，然后去渣，放入少量白糖。稍凉后，放入冰箱中冰镇一下更好。

功效：常饮此茶，既能消暑又能止咳、化痰、健胃。每次2~3次，适宜脾胃气滞、脘腹胀满、消化不良、食欲不振、咳嗽多痰之人食用；也适宜预防高血压、心肌梗死、脂肪肝之人、急性乳腺炎者食用。

需要注意的是，"是药三分毒"，具体如何选择去心火的中草药，应该谨遵专业医师的指导，自己不应盲目尝试。

远离去心火的误区

关于去心火，大家有时会因为习惯和相关知识的缺乏而陷入一些误区，这里就一一指出，希望大家引以为鉴。

1.不是多吃"苦"就好

苦有清热泻火的作用，清的却不一定是心火，例如苦丁可清肝明目，清热解毒，可降血压、降血脂；蒲公英可清热解毒，利胆保肝；苦荞麦可清热降火，消食化滞；苦菜可清热、凉血、解毒，以上苦味食物多是泻肝胆之火和胃肠之火，并不是泻心火。过重的苦味或进食苦味食物过多，会引起胃部不适，出现恶心、呕吐或泄泻等不良反应。

2.不要贪凉

不要过于贪吃寒凉食品和冷饮，这样不仅不能清心火，反而会损伤脾胃的阳气。不要长时间待在空调低温环境中，过于贪凉图痛快，也会伤及人体。

3.不要乱吃药膳

不要自己乱吃降火的药膳，特别是阴虚火旺的人，乱降火可能会导致身体越虚火气越大。最好及时到医院诊治，在医生指导下对症治疗。

4.不要忽略情绪调解

不要只关注饮食去火而忽略对情绪的调节。心火大多是劳累或是开心过度引起的，对付的方法也从这两方面着手。有心火之人应该控制情绪，减少紧张，少生心事烦事，尤其是减少思虑那些迟延不决、处理繁杂、涉及众多人际关系的烦心事，以免心火气盛，诱发心脑血管疾病。

夏季如何养心去火

夏季气温逐渐升高，并且达到一年中的最高峰，而且夏季雨量丰沛，大多数植物都在这个季节"疯狂生长"，人体的阳气在这个时候也较为旺盛，因此夏季养生要注意顺应阳气的生长。我们都有这样的经验，每到夏天就觉得心烦气躁。老辈人会告诉你："心静自然凉。"话虽简单，做起来可不容易。就算待在空调房里，还是会觉得心神不安。这是因为夏季属火，又因火气通于心、心性为阳，所以夏季的炎热最容易干扰心神，使心神烦乱，总觉得心里不得安宁，而心烦就会使心跳加快，心跳加快就会加重心脏的负担，诱发疾病，由此可见，我们夏季养生就要重在养心。那么，具体应该如何去做呢？

1.保证睡眠

中午的时候人们总是精神不振、昏昏欲睡，有条件的话可以增加午休的时间，以消除疲劳，保持精力充沛。

2.保证营养

夏季天热气压低，人吃饭少，营养补充不足，而且，天亮得早、黑得晚，人劳作的时间加长，睡眠也不足。总的来讲，人体消耗大，一方面是出汗，一方面是活动时间多，人的体质会下降。所以这时候更应该注意养自己的身体，增加营养，多吃绿叶蔬菜和瓜果。

3.及时补水

要多喝凉白开水，不能用饮料代替饮水。饮料中含有糖分，含糖越多，渗透压也越高，越不容易为细胞吸收，容易引起体内缺水，这也是饮料不如水解渴的原因。

4.保持心静

夏天容易使人心烦，特别是在气温高、无风、早晚温度变化不明显时，更容易使人心胸憋闷，产生烦躁和厌烦情绪，从而诱发疾病。夏季也是心脏病多发季节，心脏是五脏之神，夏天人容易郁闷气恼，会伤及心脏，从而诱发心脏病。养心应先做到心静，想要心静，首先应该懂得清心寡欲，因为心中少一分欲望，就会少一分烦恼，也就不会伤及心脏。另外，闭目养神也是养心的好办法，因为闭目养神可以帮助人排除心烦杂乱。

防止心火上炎的"急救三宝"

心为君主之官，主神明，即人的精神、思维、意识活动及这些活动所反映的聪明智慧。心主神明的功能正常，则精神健旺，神志清楚；反之，则神志异常，出现惊悸、健忘、失眠、癫狂等，也可引起其他脏腑的功能紊乱。

心火一动，一般是急症，若未能急救，就有生命危险，如突发性的脑出血、脑血栓等。那么，当这种病症出现时，我们该如何防治呢？

从中医角度，对付这些急症，可以服用"急救三宝"，即安宫牛黄丸、紫雪丹和至宝丹。

1.安宫牛黄丸

安宫牛黄丸含有牛黄、麝香、黄连、朱砂、珍珠等中药材。适用于高烧不退、神志不清的患者。

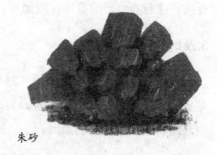

朱砂

2.紫雪丹

此丹历史悠久，药性为大寒，药店比较常见，现代名为"紫雪散"。紫雪丹适用于伴有惊厥、烦躁、手脚抽搐、常发出响声的患者。

3.至宝丹

昏迷伴发热、神志不清但不声不响的患者更适用该方，因芳香辛燥之药较多，有耗阴劫液之弊，凡中风昏厥属肝阳上亢者禁用。

上述"急救三宝"，过去主要治疗感染性和传染性疾病，一般都有发热、昏迷出现，现在也广泛用于脑损伤、脑血管意外伤，但必须有明显的热象，至少舌头要很红、舌苔要黄。只要符合标准，不管是脑出血、脑血栓，还是因为煤气中毒、外伤导致的昏迷，都可以服用。而且，及时吃安宫牛黄丸，还可抑制细胞死亡。

此外，心火旺盛者，大多会失眠，建议这类患者在家中常备一些安神的中药，例如牛黄清心丸、天王补心丹、解郁安神颗粒等。

4.牛黄清心丸

此药主要针对由心火烧所致的失眠。除了失眠还有头晕沉、心烦、大便干、舌质红、热象比较突出的人也可以选择。

5.天王补心丹

对阴虚血少所致的失眠适用。心血被火消耗掉了，人不仅失眠、健忘，心里一阵阵发慌，而且手脚心发热、舌头红、舌尖生疮，这个药补的作用更大一些。

6.解郁安神颗粒

解郁安神颗粒适用于因情绪不畅导致的入睡困难者。这类人多梦，而且睡得很轻，一点声音就容易醒，还可有心烦、健忘、胸闷等症状。

第二节
清除肝火，本草养肝血气盈

肝火过盛的表现

"肝火旺"是指人们肝气亢盛的热象，多因七情过极、肝阳化火或肝经蕴热所致。现代人由于工作压力大、生活节奏快，导致精神紧张、情绪烦躁，很容易出现肝火旺的症状。

我们常称一些情绪容易激动的人为"肝火大"。其实，肝火旺盛的表现还有很多，如口干舌燥、口苦、口臭、睡眠不稳定、身体闷热、舌苔增厚等。"肝火眩晕"则表现为头晕头痛、面红、口苦目赤、舌质红、脉弦数等肝火症状，肝火眩晕的患者，常因烦劳而头晕、头痛加剧。另外，中医有"肝主目"的说法，肝火旺盛常表现为一些眼部症状，如视物模糊、眼部分泌物多、眼红、眼干、耳鸣等。下面就让我们来详细了解一下肝火旺盛的各种表现。

中医里有"肝为刚脏，不受怫郁"的说法，也就是说肝脏的阳气很足，火气很大，不能被压抑。如果肝火发不出来，就会损伤五脏。在生活中，我们常常会遇见一些脾气特别火暴的人，一遇到不痛快就马上发泄出来，大吵大闹，也有一些人爱生闷气，凡事压在心头又不能释怀，有时甚至会气得脸色发青。这两种人都属于肝火过盛，相较而言，前者将火气发泄出来，对身体更有益。不过需要注意的是，这是单纯指的身体之火，而非情绪之火，当一个人习惯于急躁地宣泄感情，粗鲁地对待别人时，心中的火气只会源源不断，越泻越多。

对现代人来说，经常熬夜似乎成了家常便饭。熬夜使得肝脏不能如期休息和排毒，只好加班加点将体内积存的杂质和毒素清除，这无疑加重了肝脏本身的负担，肝火也就随之被"点燃"。现在有很多白领脾气都很大，易怒，容易失眠，还常常口干舌燥等，这其实多是晚上没睡好造成的肝火旺盛所致。

我们都知道肝脏和眼睛的关系十分密切，肝火旺盛在眼睛上的表现也十分明显。很多熬夜看书的学生和长期使用电脑的上班族因为用眼过度伤及肝脏，造成肝血亏损，精液不足，出现阴虚火旺，再加上心情焦虑紧张就容易造成肝火上炎，于是就表现出比较严重的上火症状，如眼睛干痒肿痛、视物模糊等。当我们感到眼睛有此类症状时，除了揉揉眼眼、望望远物以放松眼睛以外，还要注意自己是否已经有了肝火，若有就及时调理，从根本上治好眼睛问题。

除了这些常见的症状外，肝火旺盛还能从脸上、手上窥见端倪。

张小姐今年才23岁，脸上总是发红发热。人们说女孩子好看都是白白净净的，只有她总和红脸关公似的。而且那种红让人很难受，冬天明明觉得很冷，手脚冰凉，但脸依然发热。她自己也觉得好像有一股火积蓄在身体里，恨不得自己扎自己几个窟窿，把里面的郁火都散出来。这种情况究竟是怎么回事呢？

脸本属胃经，除了脸红还有口臭、特能吃、大便干，但没有明显的手脚凉，这种现象可能就是胃火，如果还有脸热手凉、内热外寒等症，这就是肝的问题了，这是肝气被郁住了，火散不出来的肝火问题。雌激素是女性的生机，生机过了头就可以成为"火"，这种肝火引起的脸上发红发热就是由于体内激素失去平衡所致。

如果张小姐的这种肝火不能及时被散出去而郁结起来，接下来的问题可能就是脸上长黄褐斑或蝴蝶斑，即中医统称的"肝斑"。中年以后的女性需要顾及的事情很多，容易产生肝郁，便常长这种斑。

去肝火的饮食规律

现代爱吃辛辣、海鲜、煎炸食品的人越来越多了，加上作息不规律导致饮食也很不规律，于是肝火越烧越旺，脾气也渐长。因此，养成一个良好的饮食习惯对去除肝火来说十分重要。这也是我们从《本草纲目》中学到的养生饮食智慧。具体内容包括以下几点。

首先，要做到少喝酒或戒酒。这是最关键的。酒对肝的损伤很大，尤其是啤酒。研究表明少量饮酒有益于身体的健康，一般人很难掌握饮酒的量，一不小心就"喝高兴"了，这样就得不偿失了，即使是度数很低的葡萄酒，饮多了对肝脏的伤害也很大。如果做不到少饮酒、不饮酒，即使有仙丹灵药也无法帮我们平息肝火。

在不饮酒的基础上，应适当多吃蛋、奶、鸡、鸭、鱼、虾及精肉等蛋白类食物，饮料则应以各种新鲜果汁为好，酸奶、玉米汁等也对肝脏有益。还可以每天适量泡点菊花茶，清肝明目。需要注意的是睡前1个小时左右就不要喝了，要不然第二天容易肿眼泡。

另外，"苦"味食品是"火"的天敌，苦味物质有解热祛暑、消除疲劳的作用。多吃点苦瓜、杏仁、苦菜、苦丁茶、芹菜、芥蓝等苦味食物，对于去除肝火、清热解暑有很好的作用。

除了多吃苦味食物，夏季还要多吃甘甜爽口的新鲜水果和鲜嫩蔬菜。像甘蓝、花椰菜和西瓜、山楂、苹果、葡萄等，有宁神、降火的神奇功效，因此在夏季应多吃和常吃这些食品。

忌口也是去肝火不可忽视的一环，牢牢管住自己的嘴，少吃辛辣、煎炸、过腻过酸的食物以及牛羊肉、海鲜等，才能不让前面的那些调理都付诸流水。

还有，要想养肝，尽量不要熬夜。想保肝养肝，不花钱又肯定有效的方法，就是准时上床睡觉不熬夜，尽量避免熬夜，因为晚间十一点到凌晨三点间，是肝藏血、胆排毒的时期，需要在熟睡中进行，若是长期熬夜，将对肝脏有所损害。

总之，对肝火旺的调理，需要养成良好的生活作息、饮食习惯，再辅以自我情绪调节，时刻保持情绪稳定，少生气，多沟通即可。

需要注意的是，饮食调理虽能在一定程度上解决肝火旺盛的问题，千万不可以擅自服用药物去治疗肝火旺盛引起的失眠、烦躁等病症，以免造成不必要的不良反应。如果肝火旺的症状严重，很难通过简单的饮食调理得到缓解的话，那就需要寻求医生的帮助了。

另外，每个人的体质不同，处理方式也不一样。尤其实火、虚火，治疗起来刚好相反，要是明明是虚火，还在用对付实火的方法处理，无疑火上浇油。所以，遇到不好把握的事，还得及时找专业医师咨询。

去肝火的家常食谱

去除肝火的方法有很多，养肝的食物也不少，我们在自家的厨房里就能做出很多去肝火的美食，这里就为大家介绍几款。

1.猪肝

中医讲究"以形补形"，要调养肝脏，猪肝是首选。常吃猪肝，可去火、养肝、明目。这不管是对功课紧张的学生，还是长期用电脑的上班族来说，都是不错的选择。尤其在天气干燥的季节，人很容易上火，会出现津液不足、目赤肿痛、视物不清等症状，猪肝对此就有很好的辅助治疗作用。

（1）爆炒猪肝

材料：猪肝100克，胡萝卜1根，黄瓜1根，料酒、酱油、葱、姜、蒜、食用油、盐各适量。

制法：先把猪肝用清水浸泡，挤出血水，去掉筋膜和脂肪，洗净切片，用料酒和酱油腌制15分钟。把胡萝卜和黄瓜切片，葱姜蒜切丝。锅中放入食用油，油热后放入葱、姜、蒜丝爆香，加入胡萝卜片炒至变软，放入猪肝片翻炒，加入黄瓜片继续翻炒，加盐调味，翻炒至熟即可。

功效：此菜能够清肝明目、养血补虚，对于气血虚弱、面色萎黄、视物不清、眼睛干涩等症状有很好的调理作用。

（2）猪肝枸杞汤

材料：猪肝100克，枸杞30克，盐适量。

制法：先把猪肝用清水浸泡，挤出血水，去掉筋膜和脂肪，洗净切片，和枸杞一起放入锅中，加入适量清水，煮至熟烂即可。

功效：此菜能够清肝明目、滋肝养肾，对于眼睛干涩疲劳、迎风流泪、视物模糊等症有很好的治疗效果。

（3）猪肝炒木耳

材料：木耳约40克，猪肝240克。

制法：将木耳浸软，切去底部硬块，再切成粗丝；猪肝洗净抹干再切成厚片，加入腌料腌约10分钟；锅烧热，放2汤匙油，爆香姜片，放入猪肝片用大火不停兜炒至熟；再放入木耳丝及葱炒匀，加少许糖、盐调味即可。

功效：此菜对去除肝火、养肝明目有不错的效果。

需要注意的是，肝脏是解毒器官，可能会有毒性物质残留在猪肝内，需要适当处理，清除毒素。猪肝中的毒素主要分布在残血中，买回的新鲜猪肝冲洗之后，放在盆中浸泡1~2小时，如果担心猪肝的异味，也可以把猪肝放入牛奶中浸泡几分钟以清除异味。为了杀死猪肝中的病菌，在烹饪猪肝时，不要一味求嫩，而要炒5分钟以上，等到猪肝完全变色，没有血丝为宜。对于担心猪肝胆固醇问题的人来说，只要不食用太多，一般没有什么危害。患有高血压病、冠心病、肥胖症及血脂高的人忌食猪肝。

2.丝瓜

丝瓜性凉味甘，有很好的清热化痰、凉血解毒的作用，在《本草纲目》中对于丝瓜的属性有这样的记载："丝瓜性属寒物、味甘体滑。凡人风痰湿热，蛊毒血积，留滞经络，发为痈疽疮疡，崩漏肠风，水肿等症者，服之有效，以其通经达络，无处不至"。可见，丝瓜有很好的药用价值。在炎热的夏季和干燥的秋季，食用丝瓜能够凉血解暑、止渴生津、解毒通便、通经络、行血气，对于各种热病都有很好的疗效，如身热烦渴、咳喘、肠风痔瘘、妇女乳汁不足等。

丝瓜的烹饪方式也很多，不宜生吃，可煮、可炒，也可做汤，都十分美味。丝瓜粥、丝瓜炒蛋等是我们日常生活中的家常菜之一，经常吃，保健功效不容小觑。

（1）丝瓜粥

材料：丝瓜50克，粳米100克，绿豆20克，盐适量。

制法：先把绿豆洗净，放入清水中浸泡3个小时，然后把绿豆和粳米放入锅中，加入适量清水，煮开后转小火熬煮。丝瓜洗净去皮，切成薄片，等到绿豆开花后，放入丝瓜，再煮几分钟，丝瓜熟，加盐调味即可。

功效：此粥能够清热去火、凉血养肝、补脾健胃，适用于肝热引起的身热烦渴、口干舌燥、口臭口苦等。

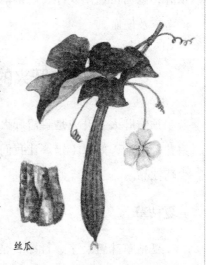

丝瓜

（2）丝瓜炒蛋

材料：丝瓜100克，鸡蛋2个，葱、姜、食用油、盐各适量。

制法：先把丝瓜洗净去皮，切成薄片，鸡蛋打入碗中，加入少量油，打成蛋液。葱、姜分别切丝，锅中放入适量食用油，油热后倒入蛋液，滑熟鸡蛋后，盛出。重新往锅中放油，油热后，放入葱姜丝煸香，把丝瓜片放入锅中翻炒，等丝瓜快熟时，把鸡蛋重新放入锅中，加入调味即可食用。

功效：此菜能够清热凉血、养肝明目、养血润燥，适用于肝热引起的身热烦渴、口干舌燥、口臭口苦、目赤肿痛等症。

一般人都可以常吃丝瓜，但丝瓜性凉，体虚内寒、腹泻的人不宜食用。

除了猪肝、丝瓜以外，还有很多能平肝去火的家常食物，《本草纲目》中提道："韭叶热根温，功用相同，生则辛而散血，熟则甘而补中，乃肝之菜也。"适量吃些性温的韭菜，可起到补人体阳气，增强肝和脾胃功能的作用。

此外，日常我们餐桌上常见的葱一身都是宝，葱叶能利五脏，消水肿；葱白可通阳发汗、解毒消肿；葱汁可解毒，活血止痛；葱根能治痔疮及便血。

去肝火的自制中药饮

预防肝火上升或是要清肝火，中医常用夏枯草、桑叶、菊花、金银花等调治，效果不错。让我们来一起了解一下这几种去肝火的自制中药饮品。

1.夏枯草

夏枯草味苦、辛，性寒，清香散泄，可升可降，具有清肝泻火，解郁散结，消肿解毒等功效。也可以用它和瘦肉一并熬成粥。其具体做法如下：

　　材料：夏枯草10克、猪瘦肉50~100克。

　　制法：将夏枯草、猪瘦肉与适量的水一起煲，煮至肉熟后，再加盐少许调味，吃肉喝汤，每日1次。

　　功效：清肝火、降血压，适于体内干热、熬夜后出现头晕、头痛及眼红者服用。

　　夏枯草与菊花、桑叶等配用对于清泄肝火，以及治疗肝火上炎所致的目赤、头痛、头晕等有很好的疗效。

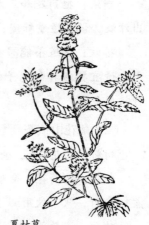

夏枯草

　　材料：夏枯草12克、桑叶10克、菊花10克。

　　制法：将夏枯草、桑叶加入适量的水浸泡半小时后煮半小时，最后加入菊花煮3分钟，即可代茶饮。可用冰糖或蜂蜜调味。

　　需要注意的是：脾胃虚弱、气虚者慎服夏枯草。

2.菊花

　　菊花是清肝明目的良药，常饮菊花茶，缓解眼睛干涩疲劳的作用十分显著。《本草纲目》中称"菊花，昔人谓其能除风热，益肝补阴，盖不知其尤能益金、水二脏也"。《本草经疏》中则有"菊花专制风木，故为去风之要药"的说法。对于白领一族来说，每天都要在电脑前工作很长时间。这样频繁使用脑，眼睛很容易疲劳、干涩，有的人还会眼睛发红、视力下降，如果这种情况长期得不到改善，甚至会导致怕光、流泪，引起更严重的疾病。要想改善眼睛问题，除了眼药水外，一味菊花也必不可少。

　　（1）菊花茶

　　材料：菊花5克，乌龙茶3克，蜂蜜适量。

制法：把菊花和乌龙茶放入杯中，加入适量开水浸泡3分钟，滤出汁液，调入适量蜂蜜，搅拌均匀即可。

功效：这道茶能够养肝明目、生津止渴、清心健脑、提神去火，十分适宜接触各种电子污染的办公室一族饮用，能够抵抗和消除各种辐射危害。

（2）菊花山楂茶

材料：菊花5克，金银花3克，山楂5克，桑叶10克。

制法：把菊花、金银花、山楂和桑叶放入锅中，加入适量清水煎煮10分钟，代茶饮用。

功效：这款茶能够清肝明目、活血化瘀、平肝降压，适宜于高血压病、高脂血症、动脉硬化及有肝热者饮用。

（3）枸杞菊花茶

材料：枸杞子10克，白菊花3克。

制法：将枸杞子、白菊花同时放入较大的杯中，用沸水冲泡，加盖焖15分钟后可开始饮用。

功效：此茶有降压降脂、清肝泻火、养阴明目的功效。

需要注意的是，菊花性凉，气虚胃寒、食少泄泻者忌服。在使用菊花时，要选用杭白菊、黄山贡菊或福山白菊，尤其要注意和野菊花区分开。因为野菊花有小毒，食用不慎会导致中毒。

3.玫瑰

除了这些传统的中药花草茶以外，有些常见花草其实也常做中药用，效果也不错，玫瑰花便是其中之一。玫瑰花性温，味甘，有理气解郁功效，是一种很好的药材，有些肝火旺的人容易出现失眠易怒的情况，只要常喝玫瑰花茶，就能有所改善。

（1）玫瑰蜂蜜茶

材料：干玫瑰花10朵，蜂蜜适量。

制法：在锅中加入适量清水烧开，放入玫瑰花苞，小火继续煮2分钟，滤出汁液。放置温热后，调入适量蜂蜜搅拌均匀即可。如果不方便用水煮，也可以把玫瑰花苞放入杯中，加入沸水冲泡，加盖焖3分钟，然后加入蜂蜜调味。

功效：此茶能够理气解郁、镇静安神、去火平肝，经常饮用能够促进气血流通，让女人的脸色更红润，还有安抚情绪的作用。

（2）玫瑰红枣茶

材料：干玫瑰花10朵，红枣3枚。

制法：把红枣去核，和玫瑰花一起放入杯中，加入开水冲泡，加盖焖3分钟即可。

功效：此茶能够去火平肝、提神醒脑、补血安神，经常饮用能够增强活力，保持容颜美丽。

（3）玫瑰苹果花茶

材料：干玫瑰花10朵，苹果花10朵。

制法：把干玫瑰花和苹果花一起放入杯中，加入适量开水冲泡，加盖焖3分钟即可。

功效：此茶能够补血养颜、理气止痛、平肝去火，适宜失眠易怒、肝火旺盛的人服用。

需要注意的是：玫瑰花茶在冲泡时，水温不能太高，一般使用放置一会儿的开水为宜。冲泡好的玫瑰花茶，热饮最好。因为玫瑰花活血散瘀的作用比较强，月经过多的女性在月经期不宜饮用。

平肝去火，就来一杯牛奶

很多人认为喝牛奶容易上火，不会把牛奶当作去肝火的佳酿。其实，牛奶性平、微寒，有很好的止渴生津、清热去火的作用，夏季时饮用，对去除肝火，补益身心十分有利。

王先生今年刚过四十，家里老小都要靠自己养活，在公司他也管着几十号人，因此压力很大。有时工作忙、家里事多，他就容易烦躁，总忍不住想要发火。一次，他的父亲突然病倒了，又赶上刚接了一个大项目，抽不开身，急得他满嘴起泡，夜里也感觉十分心烦，睡不安稳，第二天也就精神不振，头昏脑涨。久而久之他总是坐立不安，烦躁易怒，觉得浑身都不对劲。于是就去中医院就诊，医生见他舌头发红，脉象弦数，判断他是肝热太盛，气阴受伤所致。他因为被家里和工作上的事困扰，心情郁闷得不到及时排解，于是内热过盛。医生给他开了一些方子，建议他多吃一点去肝火的果蔬，还建议他多喝点牛奶。

牛奶是最古老的天然饮品，营养丰富，很容易被人体吸收，不管是老人、小孩、男人、女人都可以服用。牛奶还有镇静安神的作用，感觉心烦意乱时，喝杯牛奶能显著改善心情。睡眠质量较差时，喝杯牛奶有助睡眠。牛奶还有减肥作用，牛奶中的钙质能够促进脂肪代谢，很多中老年男人身材会慢慢变差，而常喝牛奶能够保持身材苗条，精力充沛，还能够预防高血压、心脑血管疾病的发生。青少年喝牛奶能够促进身体发育和智力发育。

牛奶除了单独饮用外，还可以和蜂蜜、粳米、生姜、大枣、鸡蛋等食物搭配，做成各种美食，这里就为大家介绍两种牛奶美食。

1.蜂蜜牛奶

材料：牛奶200毫升，蜂蜜适量。

制法：先把牛奶倒入锅中，煮沸后倒出，放至温热时，调入适量蜂蜜，搅拌均匀即可，早晨搭配早餐服用。

功效：这款饮料能够止渴生津、补虚损、镇静安神、平肝去火，适宜烦热、口干、心绪不宁等上火的人饮用。

2.牛奶粥

材料：牛奶200毫升，粳米50克，冰糖适量。

制法：先把粳米洗净，放入锅中，加入适量清水，煮至米半熟时，去除米汤，把牛奶倒入锅中，文火慢慢熬煮成粥，加入适量冰糖调味即可，早晚食用。

功效：此粥能够补虚损、润五脏、生津止渴、平肝滋阴，适宜身体虚弱、气血不足、肝火旺盛、烦热不安的人服用。

需要注意的是：牛奶一定要加热后饮用，但不宜长时间煮沸，否则容易破坏其营养成分；牛奶不宜空腹饮用，在早餐时如果喝牛奶，一定要搭配一些淀粉类食物，以促进身体对营养的吸收；有腹胀、腹泻等情况的人，不宜喝牛奶，否则会加重病情。

有些人喝了牛奶之后，会产生胀气、腹痛，这是乳糖不耐受造成的，这些人可以喝酸奶来代替牛奶。虽然牛奶有很高的营养价值，不宜把它当作饮料过多饮用，否则身体吸收不了过多的营养，还可能引起其他疾病。

养肝去火，从春天开始

中医认为，四季之中，春天属木，而人体的五脏之中，肝也是木性，因此春气通肝，春季易使肝火旺盛。加上肝脏在人体内主疏泄与藏血，十分重要，因此从春天开始养护好肝脏非常必要。

春天是肝气最足、肝火最旺的时候。就像春天的树木生长时一样，此时人容易生气发火。肝胆相表里，肝脏的火气要借助胆经的通道才能往外发，所以很多人会莫名其妙地感到嘴苦、肩膀酸痛、偏头痛、乳房及两肋胀痛、臀部及大腿外侧疼痛。这时可以经常按摩肝经上的太冲穴，就可以达到止痛的效果。因为出现上述疼痛的地方就是胆经的循行路线，通过胆经来抒发肝之郁气最为顺畅。

养肝重在睡眠。现代人昼夜颠倒的生活习惯对于肝脏的损害尤其严重，一般熬了夜的人大多双目赤红，这是肝火上升的症状。长期如此，必然伤肝。在中国传统文化中，古人将睡眠称为"眠食"。曾国藩有"养生之道，莫大于眠食"的名言。世界卫生组织也确定"睡得香"为健康的重要客观标志之一。俗话说得好："人卧血归于肝"，而在春季应"夜卧早起"。经科学验证表明，青少年和中年人每天至少需睡8小时；60岁以上老年人至少睡7小时左右；80岁以上老年人则应睡8～9小时；体弱多病者可适当增加睡眠时间。

春季有人经常腿抽筋，有人经常会腹泻，有人经常困倦，这就是"肝旺脾虚"。五行中肝属木，脾属土，二者是相克的关系。肝气过旺，气血过多地流注于肝经，脾经就会相对显得虚弱，脾主血，负责运送血液灌溉到周身，脾虚必生血不足，运血无力，造成以上诸般症状。这时可以服用红枣、山药薏米粥以健脾养血，脾血一足，肝脾之间就平和无偏了。除此之外，还可以配合《本草纲目》中具有去火功效的食材加以辅助，肝脾健康平和绝非难事。

春季养肝的另一重要方面就是运动与心态。春天是采纳自然阳气养肝的好时机，运动则是绝好的方法。每个人应根据自身体质状况，选择适宜的锻炼项目。清晨、傍晚及节假日，可漫步于芳草小径，舞拳弄剑于河畔林间，或去郊外踏青，游山戏水，登高望远等，都能于无形之中增强了心身健康。

做到了上面的这些，才能让肝火在春暖花开的季节里消失于无形，每天保持充足的精力学习和工作。

第三节
清除胃火，本草养胃促消化

胃火旺盛的表现

　　从《本草纲目》中具有相关去火功效的材料中不难看出，本草食疗去火是中医提倡的去火法。在这其中，胃火是最为常见的一种火气。胃火，即是胃热。中医把因嗜酒、嗜食辛辣、过食膏粱厚味等饮食不当引起的火气称为胃火。胃火一般由湿热、食滞等多方面原因造成，这也与人们饮食的量、质和时间有关。胃火旺盛的表现有很多，《类证治裁·火症》一书中说："治六腑火，胃火牙疼，颐肿，清胃散。"由此可见，烦热、口渴、牙疼、牙龈肿烂、牙宣出血、颐肿、面赤等是胃火的主要症状，其中较为典型的是长痘痘、牙龈肿、口角溃烂。下面让我们详细了解一下。

　　胃火也分虚实两种，虚火的表现为轻微咳嗽、胃口不好、便秘、舌红、少苔等，这部分人一般之前就有老胃病，即中医所说"平素胃阴不足，津液亏损"，加上作息时间不规律、劳累过度引起上火；实火一般是因贪食"辛辣烈酒，膏粱厚味"所致，表现为上腹不适、口干口苦、大便干硬等。

胃火还可以分为胃热炽盛和胃火上炎等。

胃热炽盛多是因为过食辛辣温燥之物，化热生火，或是情志不遂，气郁化火犯胃以致胃火过旺，一般表现为胃脘灼痛、渴喜冷饮、消谷善饥等症状，有时还会伴随口臭、牙龈肿痛溃烂、大便秘结、小便短黄或舌红苔黄等症状。

胃火上炎，致使胃气上逆，就会出现恶心、呕吐酸苦黄水等症。胃火循经上炎到齿龈的话，就会出现牙痛剧烈、牙龈红肿或出脓血、咀嚼困难、口渴口臭、便秘、舌红苔黄燥等症，而且"人身之火，唯胃最烈"，胃火上炎造成的牙龈疼痛感十分强烈。

按胃火程度来说，轻微胃火旺盛者，好像永远吃不饱，这其实是胃热给大脑的错觉；火盛至一定阶段，胃部出现发炎现象，就会变成什么都吃不下，可以说是物极必反。这点需要引起大家的重视，不要把轻微胃火旺盛的表现看成是自己的胃口好，否则等胃火炽盛，什么都吃不下时就迟了。

需要注意的是，胃火旺盛的诸多症状在我们的皮肤和口腔中表现得较为明显。在"五火"之中，影响皮肤最多的就是胃火，最典型的就是吃多了辛辣、油腻食物，生了胃火，进而长痤疮，毛孔变得很粗；口臭也多是由胃火引起，胃腑积热、胃肠功能紊乱、消化不良、胃肠出血、便秘等引起口气上攻及风火或湿热，口臭也就发生了。

总之，胃火旺盛的各种表现有很多，我们在生活中应多加注意，把胃火扼杀在萌芽状态。

去胃火的饮食规律

胃部易上火主要跟饮食、起居不合理有关。中医认为，胃火调节应当遵循清热、清滞的原则，要节制饮食，过热过甜腻的食物都要少吃，同时应增加黄绿色蔬菜与时令水果的摄入量，以补充维生素和无机盐的不足，另外还要适当注意口腔卫生的防护。下面让我们详细了解一下。

首先，既然火气是吃出来的，尤其是"胃火"，要想对付它，就要从饮食上入手。《中国膳食指南》中提到现代人的饮食习惯里，粗粮吃得不多，而多吃粗粮可以预防胃火。针对贪吃辛辣、烧烤等刺激性食物致使脾胃受损、内蕴化热、出现口角溃烂等症的胃火，应主动增加进食品种，多吃豆类、小米等粗粮和新鲜绿色蔬菜。

其次，多吃些清淡的食物。许多年轻人平时就睡得比较晚，一到节假日更是变本加厉地熬夜甚至通宵，致使虚火上升，加上很多人还有吃零食的习惯，瓜子、花生、巧克力等零食不离手，于是体内热量的堆积越来越多，脸部生出很多痘痘。这样的火源自"内热"，需要吃清淡些以减少胃火的"燃料"，这样也有利于皮肤状况的改善。

在饮食清淡的基础上，还要多喝水。我们知道，常人一天应该喝6杯水，1500毫升左右，即使经常待在冷气房，水分蒸发较少的人，一天也要喝1300毫升左右的水，流汗时更要多喝。多喝水可以加速身体的新陈代谢，中医认为，常喝温水可以解决许多问题，包括冷却体内燥热，冲刷口腔中的细菌等作用。上火时适合喝柠檬水，还可以多吃柑橘类等酸味的水果。不喜欢淡而无味的水，可多喝一些舒缓的茶饮，例如薄荷、苦茶、菊花、金银花等花草茶。

针对胃火的头号问题"口臭"。除了多喝水加以缓解外，最根本的还是要看怎么吃。

口臭多为实火，由胃热引起。胃热引起的口臭，舌质一般发红，舌苔发黄，这时只要喝用萝卜煮的水，口臭很快就能消除。胃热引起的口臭多是偶尔发生，如果是经常胃热、消化不良的人，最好的治疗办法就是敲胃经。一直敲到小便的颜色恢复淡黄清澈为止。但是，随着人们生活方式的改变，由胃热引起的口臭已经很少，最常见的口臭还是胃寒的原因，这类人多是舌苔普遍发白，口臭时有时无，反复发作。对于这类由胃寒引起的口臭，平时就要多喝生姜水。如果怕麻烦，也可以将姜切成薄片，取一片含在嘴里。

需要提醒大家的是，有了胃火要忌口。所谓忌口，更多的是与食物的做法有关，而非食物本身不好。很多人得了痤疮后不敢吃发物，如鱼，其实这只是针对水煮鱼、炸鱼这样的，做成清蒸的就没问题了，清蒸的鸡和瘦猪肉也可以。可见，食物的烹饪方式会影响甚至更改食物性质。胃火上炎的人，要避免食用煎炸类食物。此类食物火性都偏大，所以要谨慎食用。

下面再详细地为大家介绍一些有助于预防胃火的食物：

以西瓜为代表的水果，如西瓜、苹果、梨、草莓等。

以绿豆为代表的主食类，如绿豆、大米、玉米等。

以鸭肉为代表的动物类食品，如鸭肉、猪肉、鸡蛋，大多数淡水鱼等。

以丝瓜为代表的蔬菜类，如丝瓜、黄瓜、白菜、番茄等，大多数蔬菜。

以豆腐为代表的豆类，如腐竹等。

牛奶有点上火，对胃的保护作用大于它的不良反应。

需要注意的是，胃里有火的人，早餐最好不要喝酸奶，吃甜的、发酵的东西，因为这些食物火性都偏大，吃了会加重原本就过量的胃酸，产生灼烧感，即常说的"烧心"，那其实烧的是胃。

去胃火的家常食谱

能引发胃火的食物有很多，能去除胃火的食物也不少，这里就为大家介绍一些可以有效去除胃火的家常食物。

中医认为，绿豆性味甘寒，入心，胃经，具有清热解毒、消暑利尿之功效。《本草纲目》中记载："绿豆消肿下气，治寒热，止泻痢，利小便，除胀满，厚实肠胃，补益元气，调和五脏，安精神，去浮风，润皮肤，解金石、砒霜、草木等一切毒。"

现代研究认为绿豆中所含蛋白质、磷脂均有兴奋神经、增进食欲的作用，为机体许多重要脏器增加所必需的营养。同时，绿豆对葡萄球菌以及某些病毒有抑制作用，能清热解毒。绿豆含有丰富的胰蛋白酶抑制剂，可以保护肝脏，减少蛋白分解，从而保护肾脏。

这里就为大家介绍两款绿豆食品。

1.百合绿豆粥

材料：百合、绿豆、大米和冰糖各适量。

制法：将绿豆和百合煮15分钟后，再放入大米煮开后转小火，熬至粥黏稠合适后加入适量冰糖即可。

功效：此粥可清热润肺，能辅助治疗咽喉干灼、高热难消之症。一般人食用，有助于滋养脾胃，去除胃火。

2.荷叶绿豆粥

材料：荷叶1张，粳米（白米）60~100克，绿豆30~50克。

制法：先将荷叶洗净后煎汤。再取出荷叶，用汤与米、绿豆同煮成粥。喜食甜食者可加入少许冰糖。

功效：荷叶与绿豆都是天然清热消暑的食品，夏季容易出现湿阻、倦怠、皮肤色黄、发痒、心烦口渴、食欲不振等症，可将此粥作为主食，时常食用，对于改善血压偏高及肥胖也有良好的功效。

虽然绿豆有诸多好处，需要注意的是，体质虚弱的人，不要多喝绿豆汤。寒证的人也不要多喝。另外，绿豆具有解毒的功效，正在吃中药的人也不要多喝。

除了绿豆，红豆的养胃效果也不错，这里为大家介绍一款红豆薏米粥。

材料：薏米100克、枣（干）25克、红豆50克、仙鹤草10克、白砂糖30克。

制法：先将薏米、红豆以温水浸泡半日，用纱布将仙鹤草包好，大枣去核浸泡，然后将薏米、红豆、仙鹤草、大枣一同放入锅中，加水煮成稀粥，最后加些糖调味即可。

功效：红豆具有清热解毒、健脾益胃、利尿消肿、通气除烦等功能，薏米除了具有清热利尿的功能外还含有丰富的B族维生素和维生素E，这款粥制作简单、营养丰富，适合肠胃湿热重、大便不好、舌苔厚的人。

除此之外，萝卜汁性味辛、甘、凉，归肺、胃经，有胃火者可以饮用萝卜汁进行调理治疗。另外，莲子、芡实、淮山等皆为健脾开胃之物，西洋菜、生菜、油麦菜、西红柿、枇杷等都是利于消化的食物。

日常可以用鲜芦根、白菊花（干品）、茅根、荸荠、桑叶、竹叶、薄荷叶、金银花等熬水喝。具有清热祛暑、生津止渴、健胃利尿等优点，对热症、伤暑、心烦、口渴、头痛、咽肿、鼻血、胃热、呕吐等病症有显著的预防和治疗保健作用。

黄瓜清热解渴去胃火

民间有一种说法叫"苦夏"，即夏季里，有很多人都会食欲不振，吃什么都没胃口，还很容易心浮气躁，想喝些冷饮解烦渴却越喝越渴，喝再多的水都没用。其实，这种烦渴的情况很容易防治，只要平时多注意食用一些去火的食物就能够很好地改善，黄瓜就是一个非常好的选择。

李先生是一家私企的职员，他交友广泛又是单身，每天下班后都是呼朋引伴，玩到很晚才回家休息。到了夏天的傍晚，街上的烧烤摊子一家挨着一家。对于李先生来说，这是最好的季节了。他几乎每天下班后，都会和朋友去吃烧烤、喝啤酒，边吃边聊聊天，有时候甚至能玩一个通宵。李先生怎么也没有想到，嘴上是快活了，身体却遭了殃。夏天过去一半的时候，李先生的身体吃不消了，他经常口干、咽干，感觉嘴里不断有火冒出来，胃里也不舒服，有时候还有恶心反胃的感觉，只有在喝下冰镇饮料时才感觉稍微舒适一点。

后来扛不住了，李先生就去看了中医。医生看他舌头发红，马上判断他是胃火太旺，因为吃温热的羊肉串太多，助火生热，而胃热导致了这种烦渴、咽干的情况。他之所以只喜冷饮、感觉恶心反胃，也是胃火上炎导致的。胃火太盛，消耗津液，所以燥热内结，只有冰凉的饮料才能够暂时缓解他的不适感。

最后，医生建议他多吃些黄瓜。《本草纲目》中说黄瓜有清热、解渴、利水、消肿的功效。也就是说，黄瓜对肺、胃、心、肝及排泄系统都非常有益，能使人的身体各器官保持通畅，避免堆积过多的体内垃圾，生吃能起到排毒清肠的作用，还能化解口渴、烦躁等症。

夏天天热胃口不好的时候，家家餐桌上往往都会有一盘清脆爽口的凉拌黄瓜。其实，黄瓜是药食两用的蔬菜，它的营养成分也很高。黄瓜中的葫芦素能够提高人体免疫力，有抗癌功效，还能抑制肝炎的发展。很多爱美的女孩子更是把黄瓜当作是减肥的圣物，这是因为黄瓜中的营养成分能够抑制糖类向脂肪转化。黄瓜还是"厨房里的美容品"，经常食用不但能够滋润皮肤，还能够预防唇炎、口角炎发生。用黄瓜来做面膜能够舒展皱纹，还有抗衰老的作用。常喝酒的人也适宜多吃黄瓜，因为黄瓜有预防酒精中毒的功效。

此外，黄瓜的美容功效也历来为人们所称道。黄瓜富含维生素C，能美白肌肤，保持肌肤弹性，抑制黑色素的形成。经常食用它或贴在皮肤上可有效对抗皮肤老化，减少皱纹的产生。而黄瓜所含有的黄瓜酸能促进人体的新陈代谢，排出体内毒素。

黄瓜既可生吃，又可做熟食用，我们日常生活中就有很多以黄瓜为主的菜肴，如黄瓜紫菜汤能够祛烦热、益肾阴，山楂汁拌黄瓜能够降脂减肥，黄瓜饺子则能够开胃消食。

这里就为大家介绍几款清热解暑的黄瓜美食。

1.黄瓜猕猴桃汁

材料：黄瓜200克，猕猴桃30克，凉开水200毫升，蜂蜜两小匙。

制法：先将黄瓜洗净去子，留皮切成小块，猕猴桃去皮切块，一起放入榨汁机，加入凉开水搅拌，倒出加入蜂蜜于餐前一小时饮用。

功效：此饮可清胃火、解烦渴、润口唇，对嘴唇干涩的人来说，是个不错的选择。

2.糖醋黄瓜片

材料：黄瓜200克，盐、白糖、白醋各适量。

制法：先把黄瓜洗净，去子，切成薄片，放入大碗中，加入适量精盐腌制半小时左右，然后取出黄瓜片，用冷水略冲洗一下，捞出沥干水分，加入盐、白糖和白醋调味，腌制1小时即可。

功效：这道菜能够清热开胃、生津止渴、祛烦热，适用于胃热引起的烦渴、口腻等症，尤其适宜于在夏季暑热时食用。

3.黄瓜蒲公英粥

材料：黄瓜50克，大米100克，蒲公英30克。

制法：先把黄瓜洗净，切片，蒲公英洗净切碎，大米淘洗干净，放入锅中，加入适量清水，煮开后转小火熬煮，等到粥快熟时，放入黄瓜片和蒲公英，再略煮一会，即可食用。

功效：这款粥的清热作用极佳，还能够解毒利尿、促进消化，对于热病引起的咽喉肿痛、口干咽干、小便短赤、烦渴不安等都有很好的治疗作用。

4.黄瓜紫菜汤

材料：黄瓜50克，紫菜10克，海米、盐、酱油、香油各适量。

制法：把黄瓜洗净，切片，紫菜撕成小片，海米放入清水中浸泡一会，锅中放入清汤，烧滚后，放入黄瓜片、海米，加入适量盐和酱油，再煮开后放入紫菜，滴上几滴香油调味即可。

功效：这款汤能清热益肾、养胃生津，适用于胃热引起的烦渴不安及肾虚所致烦热之症。

需要注意的是，黄瓜是寒凉的蔬菜，脾虚胃寒的人不宜食用，否则可能导致腹痛呕吐。另外，肺寒咳嗽的人也应少吃。把黄瓜当作水果生吃时，一次不宜食用太多，否则会伤胃。黄瓜腌制后含盐量会增加，有肝病、心血管病及高血压病的人不宜多吃。

去胃火，就吃化食去热的山楂

现在很多白领常常熬夜、加班，有时忙根本顾不上吃饭，如此日积月累得胃病也就不奇怪了。这样的人群一般只是偶尔胃痛，后来就变成了习惯性胃痛，有时吃一点东西就饱了，硬要多吃一点就会产生胃胀，有的人晚上吃多了就会手脚心发热，心情烦躁，无法入睡。这样的胃火一般还伴有食积，要改善这种情况就要消食化积、去火清热。虽然市面上有很多消食化积效果颇佳的中草药，但脾胃的调理不是一天两天的事，我们最好还是以食疗为主，多食一点山楂这样的开胃化食的食品。

山楂味酸、甘，性微温，归脾、胃、肝经。《本草纲目》中记载山楂能开胃消食。临床实践证明，山楂对消肉食积滞作用更好，很多助消化的中药里都采用了山楂。山楂还有活血化瘀的功效，有助于解除局部瘀血状态，对跌打损伤有辅助疗效。这里就为大家介绍两款山楂美食的制法。

1.山楂麦芽饮

材料：山楂5个，炒麦芽10克。

制法：先把山楂洗净去子，切片，和炒麦芽一起放入锅中，加水煎汤，滤渣取汁，每日服用2次。

功效：此饮能够健脾开胃、消食化积、清热去火，适用于胃火大、积食的患者饮用。

2.山楂荷叶饮

材料：山楂10个，鲜荷叶50克。

制法：把山楂洗净去子，切片，荷叶洗净，撕成小片，两味一起放入锅中，加水煎汤，滤渣取汁，代茶饮用。

功效：此饮能够健脾开胃、止渴生津、清热去火、降压凉血，适用于胃火大、高血压、口渴积食、头痛暑热的患者饮用。

需要注意的是，中医认为山楂"只消不补"，所以脾胃虚弱者不宜多食。健康的人食用山楂也应有所节制，尤其是儿童，山楂对儿童牙齿生长不利。另外，糖尿病患者也不宜食用山楂制品，不过可以适当食用山楂鲜果。

尤其需要注意的是，孕妇忌食山楂。孕妇早期妊娠反应时，喜欢选择味道酸的水果，但不要选择山楂，因为山楂有破血散瘀的作用，能刺激子宫收缩，可能诱发流产。

第四节
清除肺火，本草养肺畅快呼吸

肺火旺盛的表现

肺是主管呼吸的器官，咳嗽气喘时都会想是不是肺的问题。肺喜润恶燥，一旦气候干燥，水分不足，肺就容易上火，人就会表现出咳嗽气喘、痰多燥热等症状。因此，比起夏天，干燥的秋天更容易引发肺火。

李女士今年四十多岁，最近心情不太好，因为总感觉鼻子到喉咙的位置有东西堵着，于是便经常咳嗽，有时会咳出痰来。但咳嗽完了一会之后就又堵上了。这在平时还好，一到睡觉的时候就感觉憋得喘不上气来，还伴随着身体发热，脑袋昏沉等诸多症状。她一开始认为自己只是感冒了，就吃了些感冒药，平时也注意多喝水，可是症状并没有因此好转，她只好去医院就诊。

医生得知她平时爱吃煎炸食物，还爱喝酒，尤其喜欢吃辣味的炸鸡，她觉得这样喝完会觉得身上暖和一点。而她的咳嗽流鼻涕就是从一次酒宴回来后开始的。医生最后确诊她是肺热引起的咳嗽痰多，身热头昏。因为她嗜吃辛辣油腻的食物，再加上爱喝酒，使得她体内火热内蓄，又被风邪入侵，内外夹攻，造成热邪犯肺，引起肺热。

其实李女士的这种状况很多人都曾经历过，尤其是在夏秋交替的季节。在这样的季节里，天气由湿热而变得干冷，人们很容易出现干咳、气喘的症状，这往往由肺热造成。经过漫长的暑日，人们体内积热，一旦受到干燥和寒冷的袭击，在内外合力的作用下，肺失清肃，从而出现肺热的症状。

这里需要注意的是，咳嗽也有寒热之别，初秋之时，暑热未退，此时人们咳嗽多因肺热引起，表现多为咳嗽有痰、咳嗽声音高亢，痰色黄、黏稠，并有口干、咽痛、便秘、身热等，这种咳嗽是阴津亏损、内有实热造成的；而等到深秋，寒气袭人，人受凉之后也容易咳嗽，这时候的咳嗽就是风寒侵袭，内郁肺气，肺卫失宣所致，一般表现为咳嗽咳痰，痰多稀薄，并有面色发白，肢节酸痛等。当然，也有的人受寒是因为过食寒凉之物引起。由于不同原因造成的咳嗽治疗方法不同，因此需要我们仔细区分。

除了咳嗽以外，肺火旺盛还表现为：咽干疼痛、胸痛、口鼻干燥、潮热盗汗、手足心热、失眠、舌红等。需要注意的是，肺火大的人常出现口鼻干燥、出气热的现象，很容易伤风，而且伤风后出现高热、咳嗽、痰黄稠而黏、舌红苔黄等症状。而一些小孩睡觉时爱踢被子，喜欢俯卧，喜吃冷饮，口唇发红，也是肺火旺的表现。

对现代人来说，肺火还有一个明显的表现，就是感冒，即所谓的"寒包火"感冒。若是发烧，全身的皮肤发紧，汗很少，这便是表寒；若是同时还有伴有大便干、嗓子疼、呼吸道燥热，总觉得口渴咽干，痰和鼻涕会发黄甚至发红、舌头也很红等，就是内里有火。这种常见的"寒包火"感冒说明肺火旺盛已经是人们难以避免的常态了，这和屋里的取暖设备过好、食物过分精良有很大关系。

如果你有了上述这些症状，就需要赶快把清肺火、祛肺热的调理方案提上日程了。

去肺火的饮食规律

夏天是最易上火的季节，但肺火旺多见于秋季，夏季较少。秋天在中医里属金，肺在五行中也属金，所以秋天是肺容易出问题的季节，加上秋燥也容易伤肺，这就需要人们多加注意。此时不妨适当吃一点属性偏凉的食物，如白萝卜、白木耳、大白菜、芹菜、菠菜、冬笋、香蕉、梨、苹果、百合、阳桃、枇杷等，同时多饮水，少吃肉类及巧克力等热量高的食品，以防止热量的累积。

不过，人们食用这些食物时应首先了解清楚食物的药效。据《本草纲目》相关记载，白萝卜、百合、绿豆等物品均有一定的去火疗效，只是适宜服食的体质不同。如食用白萝卜，以痰多、咳嗽者较为适宜；食用百合，以熬粥、煮水饮效果较佳；食用绿豆，适宜于内火旺盛的人；而荸荠能清热生津，生吃、煮水均可。人的个体素质差异较大，服食时要根据自身的情况对症选食。

另外，对于清除肺火之人，忌口也十分重要。随着人们生活水平的提高，吃的也越来越讲究，大鱼大肉吃得多了很容易助火生痰，产生一系列上火反应。

王先生三十岁出头，身材却已经十分肥胖，他个子不高，体重却足足有85千克。他近来经常性地咳嗽、气喘，而且反复发作。用药后虽能暂时控制住病情，一旦停药，就再次发作。由于过于肥胖，他走几步路就会气喘吁吁，感觉胸口像堵了东西似的。去医院体检还发现有血压高、血脂高等诸多问题。

原来，这一切都是因为他爱吃油腻、味重的食物，因此凡是胖人能有的病他都有。医生给他的建议就是要严格控制饮食，不能再吃那些油腻、厚味的食物，最好能素食一段时间。

对于肺火上炎的人，应及时对症治疗，可给予通宣理肺丸、麻杏石甘汤，阴虚肺热可给予养阴清肺口服液或者金果饮，湿热泻给予葛根芩连汤等。同时，多饮水，多吃蔬果，少吃巧克力、肉类等高热量食品。

去肺火的家常食谱

应对肺火，我们的厨房里就藏着很多"宝物"。这些物品多能有效滋润肺部，是去除肺火的"良药"，这里就为大家介绍几款去肺火的美食。

1.丝瓜豆腐鱼头汤

材料：丝瓜500克，鲜鱼头一个，豆腐适量，生姜、盐适量。

制法：先将丝瓜洗净、打理角边、切段；将鱼头洗净、切开；将豆腐用清水略洗；把鱼头和生姜放入煲里，加入适量滚水，旺火煲20分钟，放入豆腐和丝瓜，再用文火煲15~20分钟，加入调味品即可。

功效：丝瓜的植物黏液里，含有一种皂素，具有除痰化痰的功效，因此丝瓜善于清热化痰，对咳嗽痰多、痰稠色黄的热咳者尤为适宜。凡属肺热或风热犯肺的咳嗽之人，常吐脓痰，宜用丝瓜煎汤服，更宜用丝瓜与豆腐同烧食用。这款丝瓜豆腐鱼头汤对治疗肺火颇为有效，可清热去火，养阴生津，洁肤祛斑，通经络，祛痰喘咳嗽。

2.冬瓜鲩鱼汤

材料：冬瓜500克，鲩鱼250克，料酒、精盐、葱段、姜片、生油、鸡粉适量。

制法：鲩鱼净膛，去鳞、鳃；冬瓜去皮、瓤、切块；再将鱼入热油锅稍煎，加入料酒、姜、清水，煲至鱼熟烂入味；加精盐、葱、鸡粉即可。

功效：冬瓜性凉，味甘淡，有清热消痰作用。夏季风热咳嗽和肺热咳嗽，咳痰黄稠之人，食之最宜。这款冬瓜鲩鱼汤可清热解毒，利水消肿，平肝、祛风、除热。可减肥、润肤。

3.芥菜牛肉汤

材料：芥菜500克，牛肉250克，生姜50克，油盐适量。

制法：将生姜去皮、拍碎；牛肉洗净、切片；芥菜洗净、切段。把用料放入滚水锅内，武火煮沸片刻即可，油盐调味，趁热食用。

功效：芥菜性味辛、温，散寒解表、利气祛痰；牛肉性味甘、平，补脾胃、益气血、强筋骨；生姜性味辛、温，发表、散寒。此汤可补脾益气，化痰止咳，解表散寒，可用于感冒风寒、头痛、周身骨痛、咳白色痰。

4.春笋冬菇汤

材料：鲜竹笋100克，冬菇10克，面筋30克，植物油、盐适量。

制法：先把冬菇洗净放入清水中泡发，沥干水分，切片；鲜竹笋洗净，切丝；面筋入开水中氽烫一下，切块。锅中放入适量油烧热后，放入竹笋和冬菇翻炒几下，然后加入适量高汤和面筋烧开，加盐调味即可。如果喜欢其他蔬菜，也可以适量加入一些。

功效：春笋性味甘寒，有清热化痰的作用。《本草求原》中说道，"竹笋，甘而微寒，清热除痰。"因此，风热咳嗽或肺热咳嗽之人，最宜食用。这款春笋冬菇汤能清热去火、止咳平喘、宁心安神、明目降压，适用于肺热所致的咳嗽气喘及高血压等症。

5.火龙银耳雪梨羹

材料：火龙果、银耳、木耳、雪梨、冰糖、青豆、枸杞适量。

制法：先将银耳、木耳用开水泡开，择洗干净；火龙果取果肉，果壳待用，火龙果肉和雪梨切成均匀的块；然后将切好的火龙果、雪梨块同银耳、木耳、冰糖一起加满水用文火熬制1小时。与此同时，将青豆煮熟备用；最后将炖好的汤盛入火龙果壳中，撒上青豆、枸杞即可。

功效：此羹可清热、化痰、润肺，可助吸烟、饮酒者排出毒素。

6.枇杷膏

材料：枇杷500克，冰糖500克。

制法：把枇杷去核，洗净；冰糖放入水中，加热至完全融化，再加入枇杷肉继续小火熬煮成浓稠的膏状即可。

功效：枇杷膏能够祛痰止咳、清热润肺、生津去火，可用于咽干烦渴、咳嗽痰多等疾病的治疗。

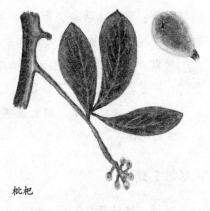

枇杷

除了这些"大餐"以外，一些小食物也有不错的去火效果，鸭蛋就是其中之一。鸭蛋性凉，滋阴清肺的作用极佳，对于肺燥引起的咳嗽、口干、喉痛等有很好的治疗作用，民间就有用冰糖鸭蛋羹治疗百日咳的偏方。

材料：鸭蛋若干，盐适量。

制法：把鸭蛋放到一个能够封口的坛子里，食盐溶于凉白开中，直到盐水饱和，食盐不能溶解为止，然后把盐水倒入坛子里没过鸭蛋，密封坛子口，腌制25天左右，即可食用。

功效：咸鸭蛋能够滋阴清肺，适用于肺燥引起的咽喉肿痛、干咳无痰、心烦口渴等症的治疗。

早餐时吃个咸鸭蛋配上清香可口的绿豆粥，十分美味。很多人会选择这样的早餐，但对于鸭蛋的功效却不甚了解。其实，咸鸭蛋有很好的滋肺阴、清肺火作用，特别是在天气干燥的秋季，人很容易出现肺燥的情况，这时吃些咸鸭蛋，有助于赶走肺燥。

另外，冰糖也是清肺热的佳品。冰糖性平味甘，有很好的补中益气、润肺滋阴、止咳和胃功效，把冰糖和润肺生津的梨同煮，对于肺热咳嗽、痰多、气喘、肺虚等症有很好的辅助治疗作用。很多食疗方中都会用到冰糖，人们在炖煮补品时也常用冰糖来调味。老年人感觉口干舌燥时，含一颗冰糖也有很好的滋润作用。

需要注意的是，冰糖是以白砂糖为原料，重新结晶制成的，所以糖尿病患者不宜食用。

去肺火的果蔬饮品

肺热的人容易出现咳嗽、痰多、气喘等症状，一些瓜果蔬菜做成的饮品对此疗效颇佳，让我们来一起学学几种自制的去肺火清凉饮品。

1.冰糖梨水

材料：梨1个，冰糖适量。

制法：先把梨洗净，切开后掏出梨核，带皮切块，然后放入锅中，加入适量清水，煮开后放入冰糖，再煮半小时左右即可。

功效：《本草纲目》中说，梨性味甘、微酸、凉，归肺、胃经，还说它能"润肺凉心，消痰降火，解疮毒，酒毒"。有润肺消痰、清热生津之功，适用于热咳或燥咳、热病津伤，或酒后烦渴、消渴等。这道冰糖梨水能够清热去火、滋阴润肺、止咳化痰，适用于肺热引起的咳嗽气喘、喉咙肿痛、嗓音嘶哑等症。

2.梨汁粥

材料：鲜梨2个，大米100克，白糖适量。

制法：先将梨洗净，去皮、核，榨汁备用；将梨皮、梨渣、梨核水煎取汁，加大米煮粥，待熟时调入梨汁、白糖，再煮一二沸即可。

功效：此粥能够润肺止咳、清热化痰、止渴生津，适用于肺热咳嗽、呼吸不利、口干舌燥的人服用。

梨子和其他食物相搭配也有不错的效果。萝卜，尤其是白萝卜也是去肺火效果很不错的食物，一款白梨萝卜汤，对于肺火旺盛的人来说是个不错的选择。

3.白梨萝卜汤

材料：白梨1个，白萝卜50克，蜂蜜适量。

制法：把白梨洗净，切开后掏出梨核，带皮切块，白萝卜洗净，切成和白梨同样大小的块，一起入锅中，加入适量清水，煮开后转小火再煮10分钟左右即可，放置温热后调入蜂蜜，搅拌均匀即可。

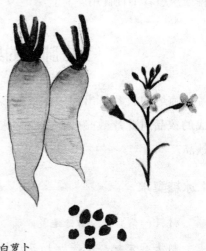

白萝卜

功效：此汤能够清热去火、止咳通便，适用于肺热引起的咳嗽气喘、肺结核、低热久咳、便秘等。

我们知道，肺开窍于鼻，肺中有火的人很容易出现流鼻血的症状。一般人上火之后，肺气较热，气血上逆，就很容易流鼻血。所以在秋季气候干燥时，流鼻血的人很多。要止鼻血、去肺火，就要选择能够止血散瘀的食物。干燥的秋季也是莲藕出产的季节，莲藕上的藕节就有很好的止鼻血作用。

藕节就是藕之间的连接部分，我们平时做菜时往往会随手丢弃，白白浪费掉。其实，藕节的药用价值很高，其性味、功用和藕相似，但止血作用更强。

4.藕节汁

材料：藕节3个。

制法：把藕节洗净，捣烂，滤渣取汁，把藕节汁滴入鼻中3~4滴，每天2~3次。

功效：藕节汁能够清热润肺、止血散瘀，适用于鼻出血的治疗。除了藕节汁，藕节绿豆汤和藕节梨汁也是常用的食疗佳品。

5.藕节绿豆汤

材料：莲藕（带节）1个，绿豆50克。

制法：先把莲藕洗净，切成两半，再把绿豆洗净后放入莲藕的藕孔中，装满后，放入锅中，加入适量水淹过莲藕，煮开后，转小火继续煮，煎至水只剩半碗时停火，取藕带节食用。

功效：此汤能够凉血止血、去火生津，适用于眼热赤痛的治疗。

6.藕节梨汁

材料：藕节3个，梨1个。

制法：先把藕节洗净，捣烂，再滤渣取汁；将梨子洗净，去核捣汁；然后把藕节汁和梨汁混合在一起，搅拌均匀，取汁服用。

功效：此汤汁能够清热润肺、止咳化痰，适用于上焦痰热证的治疗。

藕节药性平和，临床应用很少出现毒副作用，可放心使用。但藕节在储存时需要注意，要放在干燥封闭的容器内，置于通风干燥处，以防潮防蛀。

除此之外，香蕉、苹果、罗汉果等去除肺火的疗效也不错，可以自己尝试榨汁或者生食，既清凉又降火。

去肺火的自制中药饮

中草药里自然也有很多能去肺火的高手，像沙参、百合、麦冬等，这里为大家简单介绍几种可以自制的中药去火品。

1.沙参

《本草纲目》中这样记载："沙参性味甘而微寒，入肺、胃经"，能"清肺火，治久咳肺痿"，有养阴润肺、益胃生津的功效。适用于阴虚肺燥或热伤肺阴所致的干咳痰少、咽喉干燥等症及温热病热伤胃阴或久病阴虚津亏所致的口干咽燥、舌红少苦、大便干结等症。

一般煮粥服食，对肺胃阴虚所致的各种病症有良好的治疗作用。

沙参粥

材料：沙参15克，大米100克，白糖适量。

制法：先将沙参洗净，放入锅中，加清水适量，水煎取汁；加大米煮粥，待熟时调入白糖，再煮一二沸即成，每日1剂。

功效：润肺养胃、清热养阴、祛痰止咳的功用。需要注意的是，肺寒痰湿咳嗽者不宜食用此粥。

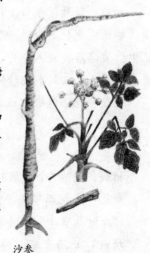

沙参

2.百合

中医认为，白色入肺，属于秋天。秋天食用一些白色食物对于润肺止咳很有帮助。百合就是一种典型的白色食物。百合性微寒，有清火、润肺、安神的功效，是药食兼优的滋补佳品。对于肺热咳嗽的人来说，常吃百合，治疗效果极佳。

我们日常生活中，很多滋补品中都会用到百合，人们多会注意到百合宁心安神的作用，但往往对其润肺止咳的功效不加重视。其实，只要辨明体质、分清凉热，百合就能够得到更好的应用。百合性凉，主治热病，对于肺燥、肺热或肺热咳嗽、热病后余热未清、心烦口渴等病症有很好的治疗效果。油性皮肤的人多吃百合能够改善皮肤状况，使皮肤更加光洁细滑。

这里为大家介绍百合粳米杏仁粥和百合绿豆汤的做法。

（1）百合粳米杏仁粥

材料：百合50克，粳米100克，杏仁10克，白糖适量。

制法：先把百合掰成小瓣，除去杂质，洗净；粳米淘洗干净，杏仁去尖；先把粳米放入锅中加入适量清水熬煮，煮至粳米快熟时，放入百合和杏仁，再煮一会儿，等到百合熟烂后，调入白糖，搅拌均匀即可。

功效：此粥能够润肺止咳、补中益气、宁心安神、清热去火，适用于肺燥咳嗽、干咳无痰等症的治疗。

（2）百合绿豆汤

材料：百合50克，绿豆100克，冰糖适量。

制法：先把百合去皮掰成小瓣，洗净，绿豆洗净后浸泡3小时左右，然后共同放入砂锅中，加入适量清水，煮开后转小火慢慢熬煮至绿豆开花、百合烂熟，加入冰糖溶化后即可。

功效：此汤粥能够润肺止咳、清热解暑、化痰去火，适用于肺热引起的久咳不止、心烦口干等患者服用，也可用于防止中暑。

要注意的是，百合性寒黏腻，风寒咳嗽、虚寒出血、脾胃不佳者不宜多食。

第五节
清除肾火，本草养肾为身体保本

肾火过盛的表现

肾在五行里属水，为什么还会有肾火呢？其实，任何脏腑都有阴阳两个方面，肾也有肾阳和肾阴之分。制造人体的津液、体液输布全身，助人平静、降温的功能属于肾阴，另一方面把这些阴液化开并输送到身体的动力或者能量叫肾阳。其中，肾阳过亢，即是我们所说的肾火。

肾火一般表现为头晕目眩、耳鸣耳聋、牙齿松动或疼痛，傍晚时口干、烦热、失眠、盗汗，有时还伴有腰膝酸痛或胫骨痛、足跟痛及遗精等症状，舌红无苔。这只是笼统的概括，下面就让我们较为细致地了解一下肾火的种种表现。

我们前面提到，上火也分实火与虚火，一般症状重，来势猛的是实火；症状轻，时间长，并伴有手心脚心烦热潮热盗汗等的属虚火。虚火是表面有火，其实是内在的能量并不足，因此不能实实在在地烧起来。这一点在肾火上有明显的体现。肾对应五行中的水，是水脏，对应的季节是冬季，这也是肾火多于虚火的一个原因。阴虚火旺的肾火多表现为五心烦热，潮热盗汗，头晕目眩，耳鸣耳聋，牙疼尤其夜间疼得厉害但牙龈不肿，或有反复发作的口腔溃疡，还有尿路感染，腰膝酸软等症状。

肾火旺盛有一个较为明显的表现，即痤疮。很多老百姓管痤疮叫"骚疙瘩"，意思就是人在动心发情的时候，会在体液汗液里面分泌出自己特有的那种激素和味道，而这种味道和激素如果不得宣泄，就会郁闭在体内，形成一种红包，这种红包不能很快得到消除，它会出现感染，有的会变黑变紫，有的抠破以后，还会留下永久性的疤痕，便是痤疮。

老年人是肾阴虚火的高发人群，夏天阳气旺盛，容易导致老年人肾阴亏虚，从而出现腰膝酸软、心烦、心悸汗出、失眠、入睡困难，同时兼有手足心发热、阳痿、早泄、盗汗、口渴、咽干或口舌糜烂、舌质红，或仅舌尖红、少苔、脉细数等症状。

陈女士已年过七十，几年前，她后半夜常常会觉得口干，起初起来喝点水就能缓解一点，后来症状愈发强烈，有时候一夜要起来喝好几次水，而且喝完水后没过一会儿就又感觉口干。水喝多了，就要不断地起床上厕所，每个夜晚就这么被折腾掉了。时间一长，她就自然而然地开始失眠，心烦，头晕目眩，有时夜里还会觉得手脚心发热。去医院就诊，医生发现她还有舌红苔少，脉象沉而细数等症状，认为她这是年老肾衰，精血损耗，肾脏得不到阴血的滋润而出现的阴虚火旺。

如果出现上述症状，就要及时调理，症状较严重的需要及时去咨询医生。

去肾火的饮食规律

肾火一般由肾阴虚所致，根本原因在于饮食、起居习惯的不合理。中医认为，要想去除肾火，应遵循以下几条饮食规则。

1.饮食清淡，多吃瓜果蔬菜。

2.饮食规律，按时吃饭。忌暴饮暴食，或过度节食，或饮食生冷。

3.忌食辛辣、海腥、过腻过酸、煎炸食品等，忌酒。

4.少吃刺激性及不好消化的食物，如糯米、面等，多吃清淡滋补阴液之品，如龟板胶、六味地黄口服液等，多食富含B族维生素、维生素C及富含铁等的食物，如动物肝、蛋黄、西红柿、胡萝卜、红薯、橘子等。

下面再具体介绍一下因肾火引发不同症状时，应吃哪些东西，怎么吃。

皮肤干痒时，可以试试红薯炒乳瓜（幼嫩黄瓜）。红薯含有多种维生素和钙、磷及铁等，其性甘平、无毒，能补虚健脾强肾，而嫩黄瓜也含有大量维生素，对皮肤有一定的好处。

头发干枯时，推荐食用蜜枣核桃羹。《本草纲目》记载核桃性甘温，能入肾肝肺经，能润肠通便，又能补血黑须发，久服可以让皮肤细腻光滑。李时珍曰："此果外有青皮肉包之，其形如桃，胡桃乃其核也。羌音呼核如胡，名或以此，或作核桃。"而蜜枣能补肺润燥，对头发好处较多。此外，其他坚果、鱼类和粗粮对头发也有很多好处。

口渴时可选食葡萄、番茄、李子、香蕉、杨梅、橄榄、枇杷等水果。

神经衰弱可选食葡萄、大枣、梨、柿子、荔枝、胡桃等水果。

失眠多梦可选食龙眼、荔枝、胡桃、大枣等水果。

肾炎可选食葡萄、番茄、大枣、西瓜、蟠桃、栗子等水果。

除了这些，我们还可以试试专门为肾阴虚患者准备的六味地黄丸。六味地黄是宋朝大医学家钱乙为小孩创立的一个方子，实际脱胎于张仲景的肾气丸，只是去掉了肉桂，热性少了。现在人的衣食和温饱都解决了，阳气虚的就比较少，但是我们比较劳累，所以现代男人主要有肾阴虚的倾向，而滋阴补肾，阴中有阳的六味地黄丸就是不错的选择，如果出现的肾阴虚以致肾火旺，可以适量服用六味地黄丸。

除了饮食，规律作息、多锻炼身体、调节情志等也是去肾火必不可少的环节，需要我们多加注意。

去肾火的家常食谱

我们的厨房里藏着许多去肾火的高手，让我们先去认识其中的几味。

1.猪腰

猪腰治肾火又是一个"以形治形"的典范。猪腰味甘咸、性平，入肾经，有补肾、强腰、益气的作用。适宜肾虚之腰酸腰痛、遗精、盗汗者食用，《本草纲目》中也说："肾虚有热者宜食之。若肾气虚寒者，非所宜矣。"

石板腰花

材料：猪腰500克、香芹段100克、红甜椒块50克、洋葱圈50克、蒜片10克、姜片5克、海鲜酱10克、酸梅酱8克、辣鲜露5毫升、盐2克、鸡粉3克、味精2克、料酒20毫升、胡椒粉1克、水生粉10克、高汤100毫升、黄油25克、色拉油适量。

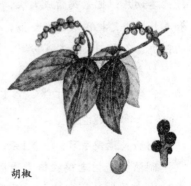

胡椒

制法：先将猪腰洗净，从中间顺长剖开后去净腰臊，再花刀切块，用流动的清水漂净血水，然后入沸水锅里汆至八分熟，捞出来沥水；锅入油烧热，投入蒜片和姜片爆香，下海鲜酱、酸梅酱、辣鲜露、盐、鸡粉、味精、料酒、胡椒粉和高汤，倒入腰块、香芹段和红甜椒块翻匀，用水生粉勾芡后，淋明油，起锅盛入已加入黄油和洋葱圈且滚烫的铁板内，即可食用。

功效：补胃强腰，血脂偏高者、高胆固醇者一般忌食猪腰。

2.老鸭肉

鸭肉性味甘寒，有滋阴清热、补虚劳的作用，是很好的滋补食品。《本草纲目》里记载鸭肉"主大补虚劳，最消毒热，利小便，除水肿，消胀满，利脏腑，退疮肿，定惊痫"。所以常吃鸭肉，对于体质虚弱、劳热骨蒸、水肿、咳痰、食欲不振、大便干燥等症有很好的治疗作用。

老鸭，就是一年以上的鸭子，它有很好的滋阴补肾作用，民间有俗语说到"嫩鸭湿毒，老鸭滋阴"，所以在进行食疗时，多选用老鸭，民间还有"大暑老鸭胜补药"的说法。

下面为大家介绍两款老鸭肉美食。

（1）老鸭汤

材料：老鸭1只，冬瓜200克，食用油、盐、姜、葱各适量。

制法：把老鸭宰杀后，放尽血，用开水浸烫后，褪毛，去除内脏、爪子，用清水洗净，沥干水分；冬瓜去皮，洗净，切块；葱洗净，切段；姜切片；把老鸭斩成大块，锅中放入适量食用油，油热后，放入葱和姜片煸香，把鸭块放入略煎；砂锅中放入足量清水煮开后，放入炒好的鸭块、冬瓜，大火煮20分钟，再转小火煲1小时左右，加盐调味即可。

功效：此汤能够补虚损、消暑健脾、滋阴补肾，适用于虚劳发热、食欲不振、大便干燥、咽干口渴等症。

（2）海参炖老鸭

材料：老鸭半只，海参1条，火腿30克，瘦肉30克，姜、盐各适量。

制法：先把老鸭收拾干净后斩成大块，海参切片，火腿切片，瘦肉切块，姜切片，所有材料共同放入炖盅中，加水炖2个小时，加盐调味即可。

功效：此汤滋阴补血、调养五脏，适用于体虚发热、食欲不振、头晕目眩、耳鸣健忘、腰膝酸软等症的治疗。

老鸭肉一般人群都可食用，体质虚寒或受凉腹部冷痛、腹泻、腰痛及肥胖患者应该少吃，感冒患者也不宜食用。

除了上述几种食物做成的美食可以滋阴补肾，去除肾火外，还有很多家常食物都能有效地滋阴清热，最后再为大家介绍一款美味的栗子杜仲猪尾汤。

材料：栗子200克，杜仲15克，猪尾1条，红枣2枚，陈皮1块，姜片、盐适量。

制法：先把栗子去壳，剥洗干净；杜仲、陈皮和红枣放入清水中浸泡几分钟，洗净；猪尾洗净切段；把所有材料放入砂锅中，加水煮开后转小火炖2小时左右，加盐调味即可。

功效：此汤能够强壮补虚、滋阴去火、强筋骨、补精气，适用于肝肾阴虚火旺所致的腰酸、足跟痛、行走不便等症。

去肾火的自制中药饮

《本草纲目》中不少药材都具有益肾健体，去火防病的功效，这里为大家主要介绍的枸杞和山药。

1.枸杞

相传，盛唐时期，丝绸之路上的一队西域商人，傍晚在客栈住宿，见有女子斥责和鞭打一老者。商人上前责问："你何故这般打骂老人？"那女子道："我责罚自己曾孙，与你何干？"闻者皆大吃一惊，一问才知此女竟已三百多岁，老汉受责打是因为不愿意服用草药，弄得未老先衰、两眼昏花。商人惊奇不已，于是恭敬地鞠躬请教。女子说这种草药就是枸杞，后来，枸杞传入中东和西方，被誉为"东方神草"。

枸杞有润肺、清肝、滋肾、益气、生精、助阳、祛风、明目、强筋健骨的功效，中医学认为枸杞味甘性平、滋补肝肾、益精明目，用于头昏、目眩、耳鸣、视力减退、虚劳咳嗽、腰脊酸痛、遗精、糖尿病等症。《本草纲目》记载枸杞其功能为"滋肝补肾，益精明目"。主治虚劳肾亏、腰膝酸痛、眩晕耳鸣、内热消渴、血虚萎黄、目昏不明。正如《本草汇言》记载："枸杞能使气可充，血可补，阳可生，阴可长，风湿祛，有十全之妙用焉。"

这里就为大家介绍枸杞养生制品。

（1）枸杞玉米羹

材料：鲜玉米200克，枸杞20克，青豆10克，白糖适量。

制法：先把枸杞洗净，放入清水中泡软；玉米粒洗净，加入搅拌机中打成糊状；取出倒入锅中，加入青豆煮至熟烂，加入枸杞和白糖，再煮5分钟即可。

功效：这款汤羹能够滋阴益肾、养精明目、宁心安神，适用于体虚、夜里口干、五心烦热等病症的治疗。

（2）枸杞茶

材料：枸杞10克，菊花5朵，冰糖适量。

制法：先把枸杞洗净，和菊花一起放入杯中，冲入热水，放入适量冰糖，加盖焖3分钟即可。

功效：此茶能够滋阴补肾、养肝明目、提神醒脑，适用于目昏不明、睡眠不安的人饮用。

需要注意的是枸杞虽然有这么多保健功效，不宜过量食用。健康的成年人一天食用20克左右的枸杞为宜。它温热身体的作用很强，体热发烧、有炎症或腹泻的人不宜食用。另外，枸杞不宜和过多温热的药物搭配，以防助热上火。

2.山药

《本草纲目》对山药的记载是："益肾气，健脾胃，止泻痢，化痰涎，润皮毛。"中医认为它能补益脾胃、生津益肺、补肾固精。对于平素脾胃虚弱、肺脾不足或脾肾两虚的体质虚弱，以及病后脾虚泄泻、虚劳咳嗽、遗精、带下、小便频数等非常适宜。

山药又称薯蓣、薯药、长薯，是一种具有较高营养价值的健康食品，外国人称其为"中国人参"。山药口味甘甜，性质滋润平和，归脾、肺、肾经。

这里为大家介绍两款山药美食。

（1）山药枸杞粥

材料：白米100克，山药300克，枸杞10克。

制法：将100克白米和10克枸杞洗净沥干，300克的山药洗净去皮并切成小块；将500克的水倒入锅内煮开，然后放入白米、山药以及枸杞续煮至滚时稍搅拌，再改中小火熬煮30分钟即可。

功效：此粥营养丰富，体弱、容易疲劳的女士多食用，可帮助保持好气色。

（2）冰糖山药

材料：山药750克，冰糖100克，清水1500毫升。

制法：将山药削皮并切成方块，加进冰糖、清水，先用大火煮滚，再改小火煮烂（约40分钟）即可供食。

功效：健脾胃，益肾气，大便燥结的人不宜食用。另外，山药是很好的滋补食物，有实邪的人忌食山药。

除了枸杞、山药，还有很多滋补肾脏，清热降火的中药美食，这里再为大家介绍一款温肾阳、泻肾火的二仙粥。

材料：淫羊藿9克，仙茅4克，粳米100克，冰糖20克。

制法：先将淫羊藿、仙茅加水煎煮，先后煎、滤两次，再将两次药液兑在一起，放入锅内加粳米、清水，武火烧混后，转为文火慢煮，待米烂后加入冰糖，几分钟后即成。

功效：此粥可温肾阳、补骨精、泻肾火。适用于肾阳不足而致阳痿、早泄、腰酸膝冷等症，阴虚火旺者不宜食用。

肾为身之阳，养阳先养肾

中医所说的阳气是由先天之精气、水谷之精气和吸入的自然界的清气组成的。先天之精气其实代表的是先天之本的肾。肾为一身之阳，就像人体内的一团火，照耀着全身，涵养着人体的阳气。养好肾，才能保障人体气血畅通，阳气充足。因此，养阳一定要先养好肾。如果说生命是一棵大树，那么肾脏就是树根。对于肾脏，中医里永远只存在着补，从没有泻的说法。不能给肾脏撤火，更不能灭火，只有通过不断地、适度地添加"燃料"，才能让肾火烧得长久而旺盛。

现在市场上有很多补肾的药品、保健品，看得人眼花缭乱。但是，补肾也有讲究，不要盲目。大家都知道"亡羊补牢"的故事，羊丢了，首先应该想到的是把羊圈补好，而不是再买几只羊回来。补肾养生也是一样，首先要保住现存的，再想着怎么去补，不要一边补，一边继续大量地消耗身体的资源，这样的补益实质上是损害。所以，补肾首先是固摄元气，每天吃好、睡好，心情愉快，也是一种保护。具体说来，养肾可以从以下四个方面着手：

1.节制性生活

在中医的抗衰老、保健康的理论中，常把保护肾精作为一项基本措施。对此，前人早有定论："二十者，四日一泄；三十者，八日一泄；四十者，十六日一泄；五十者，二十日一泄；六十者，当闭固而勿泄。"总的意思是对房事要有节制，既要节而少，又要宜而和。只要做到节欲保精，就会阴精盈满，肾气不伤，精力充沛，从而有利健康，达到延年益寿的效果。

2.调畅情志

"恐则伤肾"。只要精神愉快，心情舒畅，则肾气不伤。肾气健旺，五脏六腑得以温煦，功能活动正常，身体才能健康。

3.爱护脾胃

养肾一定要重视对脾胃的调养，平时应当对食物合理调配，烹调有方，饮食有节，食宜清淡，荤素搭配，忌食秽物，食后调养。只要脾胃不衰，化源有继，肾精得充，精化肾气，自然健康长寿。

4.起居规律

古人曾提出"春夏养阳，秋冬养阴"的护肾法则。阳者肾气也，阴者肾精也。所以在春季，应该是"夜卧早起，广庭于步"，以畅养阳气；在夏季应该是"夜卧早起，无厌于日"，以温养阳气；在秋季，应该是"早卧早起，与鸡俱兴"，以收敛阴气；在冬季，应该是"早卧晚起，必待正光"，以护养阴气。若能做到起居有常，自然精气盛，肾气旺，能够达到抗衰老、保健康的目的。

第八章

《本草纲目》中的排毒良方

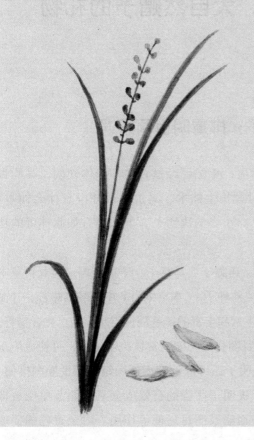

第一节
草药排毒，大自然赠予的礼物

决明子：排毒明目两不误

传说，古代有一位老道，年纪已经过百，却身体硬朗、耳聪目明。于是人们纷纷向他讨教长生仙术，老道却说并没有什么仙术，只是常常食用决明子罢了。小小的决明子，怎么会有如此神奇的功效呢？

决明子，也叫草决明、还瞳子、马蹄子、千里光等，为豆科草本植物，是决明或小决明的成熟种子。《本草纲目》中记载其味苦、甘而性惊。决明子含有多种维生素和丰富的氨基酸、脂肪、碳水化合物等，具有清肝火、祛风湿、益肾明目等功能，常饮决明子茶，可使血压正常，老眼不花。此外，决明子还可以治疗大便燥结，帮助顺利排便。

现代药理研究证实，决明子所含的有效成分具有调节免疫、抑菌、抗癌、降血压、调节血脂及明目通便等作用。对金黄色葡萄球菌、大肠杆菌、肺炎球菌等均有不同程度的抑制作用；决明子通过作用于迷走神经有降压的效果，可与传统降压药利血平相媲美；它通过导泻可减少肠道对胆固醇的吸收，并能调节低密度脂蛋白的代谢；能防治近视眼及老年性白内障等眼科疾病。

决明子可泡茶饮用，泡法十分简单，只要用15~20克决明子用热开水冲泡即可，也可依个人喜好放入适量的糖，当茶饮用，每日数次，若能配上枸杞子及菊花，效果更佳。

这里再为大家介绍几种决明子的食法。

1.决明子饮

材料：决明子6克，麻子仁、绿茶、薄荷3克，麦芽3克。

制法：将决明子用小火炒至香气溢出时取出，候凉；将所有药材放入杯中，加入500毫升；滚水浸泡3~5分钟即可饮用。

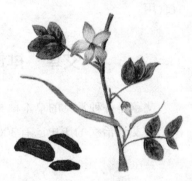

决明

功效：决明子与麻子仁具有润肠通便效果，绿茶去油解腻，薄荷疏风清热降火气，麦芽帮助消除胀气。此款茶饮需要注意的是肠胃功能弱、易腹泻者不宜饮用。

2.决明子花草茶

材料：炒决明子或已打碎的决明子15克。

用法：直接泡茶饮用，直至茶水无色。

功效：老年人饮用决明子茶不仅有助于大便通畅，还能起到明目、降压、调脂等保健功能。对于老年人阴虚血少者，可加入枸杞子9克，杭白菊、生地各5克一同泡服；若老年人有气虚之症，宜加生晒参3克同泡服。

决明子可以和其他花草茶搭配，具有不错的排毒解油腻功效。能够清热平肝、降脂降压、润肠通便、明目。现代"电视族""电脑族"等易引起眼睛疲劳的人群不妨常喝，但夜晚最好少饮。

3.决明子花草茶搭配蜂蜜饮

材料：炒决明子10~15克，蜂蜜20~30克。

用法：将决明子捣碎，加水300~400毫升煎煮10分钟，冲入蜂蜜搅匀服用，早晚两次。

功效：具有润肠通便的功效，可治疗前列腺增生兼习惯性便秘者，也适用于高血压、高脂血症，以及习惯性便秘等。

需要注意的是决明子性微寒，容易拉肚子、腹泻、胃痛的人，不宜食用。

艾草：排毒、理气、益寿

艾草是一种常见的草本植物，气味芳香，对人体健康有益。在我国，采艾草治病的历史已有3000多年。中医认为，艾草性温，无毒，据《本草纲目》记载："服之则走三阴，逐一切寒湿，灸之则透诸经而治百种病邪，起沉疴之人为康泰。"

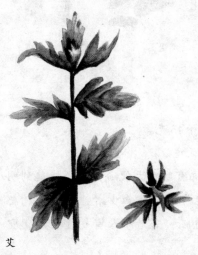
艾

艾草久负盛名，被认为是驱邪、治病、延年益寿的神草。艾草生长在广袤的山野之间，生命力极强，在长寿之乡如皋遍地栽种。坊间，特别是端午节前后，如皋多有鲜艾出售，人们买回家去，呈放于供神的中堂两边，或房间妆台之旁，奇香可数月不减，蚊蝇嗅之即逃。

传说，以返老还童而闻名的古代仙人老莱子平常就很喜欢艾草的香味，他的屋中经常放有艾草，地上也铺满晒干的艾草。他是一位非常孝顺和顽劣的人，即使已经70岁了，还会穿上小孩子的花衣服来取悦父母，有时就躺在地上，模仿小婴儿啼哭的样子。传说老莱子就是因为常常把艾草用水煎来服用，慢慢出现了返老还童的迹象，所以艾草也被叫作仙人草。

艾草很早就走进人们的生活。早在诗经时代，艾草即被用于灸术。艾草性温、味苦、无毒，能通十二经、理气血、逐湿寒、止血下痢。人们一般是把艾草点燃之后去熏、烫穴道，使穴道受热而经络疏通。现在台湾流行的"药草浴"大多就是选用艾草做药材。如皋民间常用艾草枯叶卷成长条，点燃轻熏关节，治疗筋内关节疼痛，而早年间妇女生产，必用艾草煮汤煎服，排瘀血和补中气。

艾草能降低血液中的胆固醇，具有代谢毒素、润肠通便、抗病毒、平喘、镇咳、祛痰、镇静及抗过敏等作用。艾草还可以利尿、消水肿，使身体水分维持在最佳状态。

另外，艾草中所含的叶绿素成分，除了可以预防癌症外，还具有净血、杀菌、畅通血路的功效，而艾草中所含的腺嘌呤，可以使心脏强壮，防止功能退化，对预防脑部疾病等有很强的效果。

艾草除了被用作药材外，还可以做成各种美味食物，吃了让人延年益寿。食用艾草的方法很多，最简单的做法是将艾草的嫩芽摘下来，直接放入口中咀嚼，或者是将艾草的嫩芽做成糕点，也可以跟蔬菜一起煮成艾草汤来喝。

下面先为大家介绍两款艾草茶。

1.艾草茶

材料：2根干艾草。

用法：将它们洗净，撕成小块，滚水冲泡，加盖焖10分钟，直到茶色变深即可。可在日常饮水的基础上，每天喝4~6大杯艾草茶，一般5泡之后就需换上新的艾草。下午17时以后不要再喝，也不要喝其他饮品。

功效：此茶能促进体内水循环，加速排出多余水分，肌肤也会变得水润。

2.艾草薄荷蜂蜜茶

材料：2根干艾草，2片薄荷叶。

用法：先将它们洗净，再加滚水浸泡约10分钟，直到茶色变深，加入1茶匙蜂蜜饮用。此茶可配合第一款艾草茶饮用，每天清晨喝完白开水后和每天下午17时左右各喝一杯，之后不要再喝其他饮品。

功效：此茶除了具有艾草本身的利尿功效外，由于薄荷能缓解疲劳，消除快速减肥期间的疲倦感，而加入蜂蜜，则进一步加强了排毒功能，促使体内的水分和毒素一起排出。所以此茶不但可以消除水肿，连便秘问题也能一并解决了。

当然，艾草不但可以喝，还能用来泡澡。

将干艾草用凉水洗净后放在棉布袋里，在热水中煎熬20分钟左右，然后将药汁稀释到浴液中。每晚泡15~20分钟半身浴，可以在泡澡的同时轻轻揉搓易水肿的腿部。由于艾草中含有丰富的维生素，有抗菌消炎和加速脂肪代谢的功效。

茯苓：既泻又补，除烦安眠

茯苓是一种菌科植物，一般生长在赤松或者马尾松的根上，可食用也可入药。中医认为，茯苓性平、味甘淡，能够益脾安神、利水渗湿，主要用于治疗脾虚泄泻、心悸失眠、水肿等症，能够全方位地增强人体免疫力，被誉为中药"四君八珍"之一。

北京名小吃茯苓饼就是以茯苓为原料制成的。相传慈禧太后一日患病，不思饮食。厨师们绞尽脑汁，以松仁、桃仁、桂花、蜜糖等为原料，加上茯苓膏，再用淀粉摊烙外皮，精心制成夹心薄饼。慈溪吃后十分满意，让这种饼身价倍增。后来此法传入民间，茯苓饼就成了京华著名的小吃，从此声名远播了。

茯苓含有丰富的钙、硒和卵磷脂、维生素 E 等，具有利尿效果，特别适用于水肿性肥胖。何谓水肿？就是你每天睡醒会觉得脚和脸及身体都有肿胀的感觉，原因是你的代谢不够好，还有就是你平常上厕所的次数比一般人还少，这样你就容易水肿。

茯苓淡而能渗，甘而能补，能泻能补，称得上是两全其美。茯苓利水湿，可以治小便不利，又可以化痰止咳，同时又健脾胃，有宁心安神之功。而且它药性平和，不伤正气，既能扶正，又能祛邪。

自古有"人过四十，阴气减半"之说，人的肝木之气得不到足够的阴精制约，就会渐渐偏离常道在体内妄行，导致头晕、手足摇动等肝风太过的症状出现，茯苓恰好能够收敛外发之气。所以，茯苓对于中老年人而言绝对是延年益寿的良药。

茯苓有多种食用方法，最简单的方法就是把它切成块之后煮着吃，还可以在煮粥的时候放进去。另外，可以把茯苓打成粉，在粥快好的时候放进去，人体就更容易吸收。

这里就为大家介绍两款茯苓药膳。

1.茯苓栗子粥

材料：茯苓15克，栗子25克，大枣10个，粳米100克。

制法：加水先煮栗子、大枣、粳米；茯苓研末，等米半熟时徐徐加入，搅匀，煮至栗子熟透；加糖调味即可。茯苓可以宁心安神，麦冬养阴清心，粟米除烦热。

功效：这三者同煮可以用于心阴不足，心胸烦热，惊悸失眠，口干舌燥。

2.茯苓麦冬粥

材料：茯苓、麦冬各15克，粟米100克。

制法：先将粟米加水煮粥；二药水煎取浓汁，待米半熟时加入，一同煮熟食即可。

对于中老年人来说，茯苓的补益功效不容小觑，但对于正处在生长发育阶段的儿童与青少年来说，茯苓就不是很合适了。孩子处在发育阶段，生机勃勃，此时正需要肝木之气的生发作用，而茯苓药性趋向于收敛，会阻碍孩子的生长。给未成年人吃茯苓，就等于扼杀他们的生发之机，会给他们的健康带来不利影响。所以，未成年人一般只有在生病等特殊的情况下，经过医生的准确辨证后才能服用茯苓，家长千万不要自作主张煎煮茯苓给孩子吃。

甘草：解毒止痛，补气虚

甘草与一般中草药不同，它药性和缓，能调和诸药，是中药中应用最广泛的药物之一。关于甘草的发现还有一段趣闻。在古代一个小村子里，有一位医术精湛的老医生。一次，他外出替人看病，临走前给徒弟留了一些事先开好的药，以应付一般病人。谁知道老医生这一去，多日未归，而留的那些药却不够用了。徒弟病急乱投医，就把院里烧水用的那些嚼起来甜丝丝的干柴切碎了包起来，骗病人这是老医生走时留下的。谁知那些患了脾胃虚弱、咳嗽痰多、咽痛、痈疽肿痛的病人吃了这些甜丝丝的干柴，病居然都好了。其实，徒弟用

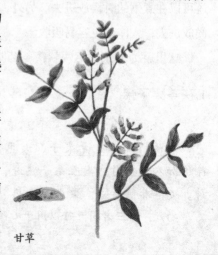

甘草

的那些干柴，就是甘草。从此，甘草入药，沿用至今。

甘草在《本草纲目》中属于山草类，性平，味甘，归十二经。有解毒、祛痰、止痛、解痉以及抗癌等作用。在中医上，甘草补脾益气，滋咳润肺，缓急解毒。临床应用分"生用"与"蜜炙"之别。生用主治咽喉肿痛，痈疽疮疡，胃肠道溃疡以及解药毒、食物中毒等；蜜炙主治脾胃功能减退，大便溏薄，乏力发热以及咳嗽、心悸等。

甘草的解毒能力很强。甘草浸膏及甘草酸对某些药物中毒、食物中毒、体内代谢产物中毒都有一定的解毒能力。解毒作用的有效成分为甘草酸，解毒机制为甘草甜素对毒物有吸附作用，甘草酸水解产物葡萄糖醛酸能与毒物结合，以及甘草酸有肾上腺皮质激素样作用，增强肝脏的解毒能力等方面因素综合作用的结果。

甘草可用于心气虚，心悸怔忡，以及脾胃气虚，倦怠乏力等。前者常与桂枝配伍，如桂枝甘草汤、炙甘草汤。后者，常与党参、白术等同用，如四君子汤、理中丸等。

甘草还可用于痈疽疮疡、咽喉肿痛等。可单用，内服或外敷，或配伍应用。痈疽疮疡，常与金银花、连翘等同用，共奏清热解毒之功，如仙方活命饮。咽喉肿痛，常与桔梗同用，如桔梗汤。若农药、食物中毒，常配绿豆或与防风水煎服。

这里为大家介绍一方甘草茶。

材料：甘草10克，茶叶5克，食盐8克，配水1000毫升。

制法：按此比例，先将水烧开，再将甘草、茶叶、食盐放入水中煮沸10分钟左右即可饮用。

功效：可治风火牙痛、火眼、感冒咳嗽等症。

甘草较适宜胃溃疡者、十二指肠溃疡者、神经衰弱者、支气管哮喘者和血栓静脉炎患者等。而湿阻中满、呕恶及水肿胀满患者则禁服。

大黄：通腑将军，安和五脏

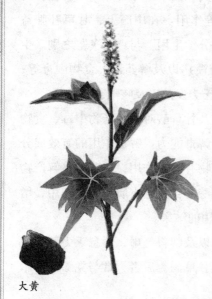

大黄

在古代诸多皇帝当中，清朝的乾隆皇帝是寿命最长的一个。使他长寿的诸多秘方里，有一个是大黄。中医也认为，对于湿热体质的人群来说，平时适当吃些大黄确有不错的养生功效。

大黄的养生作用主要体现在通便清肠上，中医认为："六腑以通为用，欲得长生，肠中常清；欲得不死，肠中无滓。"意思是说保持大便通畅而无积滞，就能有益于健康长寿，而中药大黄正是这样的一味良药，有"通腑将军"之称。它在保持大便通畅，减少肠中有毒物质对机体的侵害以及抗衰延年方面屡建奇功，早在《神农本草经》中就记载："大黄能荡涤肠胃，推陈致新，通利水谷，调中化食，安和五脏。"《本草纲目》中记载："大黄又称黄良、将军、火参、肤如。气味（根）苦、寒、无毒。"大黄具有排毒作用，特别适宜中老年人服用。中老年人如能定期服用大黄，就像定期大扫除一样，可使体内的积滞隐患及时得以清除干净，肠中"垃圾"一清理，就可达到防病、健身的目的。

现代药理研究证实：大黄有泻下、消炎、抗菌、抗病毒、抗肿瘤、利胆、止血、降血胆固醇和性激素的作用，而且大黄的泻下作用并不妨碍小肠对营养物质的吸收。

另外，进食少量大黄有健胃作用，可助胃吐故纳新，以滋后天之化源。老年人往往因血失调而诱发疾病，少量服用大黄，有行气活血，疏通经络之功。

大黄的使用方法比较简单，每次取生大黄5~10克，水煎服或沸水冲泡代茶饮，以大便稀软而不形成水泻为度，每隔2~3日服一次。总之，根据个人体质及具体情况酌情服用大黄，使其在保持大便通畅，抗衰延年中发挥应有的作用。

需要注意的是，虚寒体质的人，也就是脾胃不好、怕冷的人群不适宜服用大黄，而且由于大黄药效较强，一般人还是应遵循专业医生的意见再决定是否食用以及如何食用。

麻子仁：排肠毒，治便秘

人生的任何一个年龄段都有可能发生便秘，这与我们的生活不规律、饮食不均衡、运动不足或是压力过大等有着密不可分的关系。我们知道，人体的肠壁并不是光滑的，它有很多褶皱，我们每天所吃食物的残渣会一点点地积存在这些褶皱里。如果食物残渣在大肠中移动过慢，使便体变得又干又硬，增加了排便的困难，就形成了便秘。便秘之后，粪便堆积在肠道中，会产生相当多的毒素，这些毒素通过血液循环到达人体的各个部位，就会导致面色晦暗无光、皮肤粗糙、毛孔粗大、痤疮、腹胀腹痛、口臭、肥胖、痛经、月经不调以及心情烦躁等症状，严重的还会导致结肠癌等。

麻子仁就是一款能有效清肠通便治便秘的中草药。据《本草纲目》记载，麻子仁可以润肠通便，滋养补虚，适用于邪热伤阴，或素体火旺、津枯肠燥所致的大便秘结、脘腹胀满、恶心欲呕等。中医有个治便秘的良方叫"麻仁丸"，就是用麻子仁800克，芍药250克，厚朴250克，大黄、枳实各500克，杏仁400克，一起熬研，加炼蜜和成丸子，如梧子大。

不过这个方子对于一般人来说有点复杂，我们不妨用食疗的方法，做一碗具有同样疗效的麻子仁粥。

材料：麻子仁20克，大米100克，白糖适量。

制法：将麻子仁择净，放入锅中，加清水适量，浸泡5~10分钟后，水煎取汁，加大米煮粥，待熟时调入白糖，再煮一二沸即成。每日1剂，连续3~5天。

功效：润肠通便，滋养补虚。

需要注意的是，便秘主要分为两类：热秘和虚秘，虚秘又分为气虚和血虚。热秘是由体内热毒引起的，需要润肠通便。气虚则是大肠传导无力，血虚则因津枯不能滋润大肠。乍一看症状差不多，但病因不同，麻子仁就不适合虚秘症状，容易产生乏力等不良反应，这也提醒我们对于体内毒素，切忌不可"一泻了之"。

蒲公英：排毒利便，消肿散结

春季气候比较干燥，此时嗓子疼、便秘、口舌生疮等热毒症状就容易侵害人体健康，而蒲公英就是一种很好的春季"排毒草"。说起蒲公英，我们在日常饮食中一般不会见到它的身影，其实它是一种药食同源的植物。作为"食"，早春的嫩蒲公英算是一种传统野菜，它的吃法多样，可凉拌，可烧汤，可炒熟，也可以拌肉做饺子馅。当然，老了的蒲公英也能食用，只是味道较苦；作为"药"，据《本草纲目》记载："蒲公英主治妇人乳痈肿，水煮汁饮及封之立消。解食毒，散滞气，清热毒，化食毒，消恶肿、结核、疔肿。"所以，它被认为是一种清热解毒、消肿散结的良药。

蒲公英性平，味甘微苦，有清热解

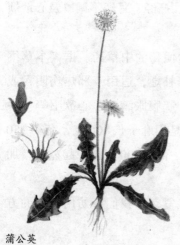

蒲公英

毒、消肿散结及催乳作用，对治疗乳腺炎十分有效。热毒多是肝火旺盛所致，而肝的保养在春天尤为重要。蒲公英可通肝经，去火消炎。用蒲公英配上菊花、金银花泡水喝，去火效果很好。春天的蒲公英食疗价值最高，无论是品它的美味，还是获得它抗癌、清火、消炎的食疗用途，最好是选择在初春的四五月间，蒲公英开花之前采下。

在农家饭的餐桌上，蒲公英通常是下水焯过苦味之后，用蒜末、生抽、香醋、香油、盐拌匀。这时的蒲公英清香怡人，非常去火，吃了以后，身体里面顿觉清爽了不少。平日里阴虚火旺的人，在春天要多吃些蒲公英。还可用蒲公英做蛋花汤，也是败火的食疗。

春季的早餐或晚餐，进食一些温肾壮阳、健脾和胃、益气养血的粥，如鸡肝粳米粥、韭菜粳米粥、猪肝粳米粥，里面撒上蒲公英末，就是很好的食疗粥。如果用蒲公英清炒肉丝，再吃上一碗米饭，那更是绝佳的配搭。

这里为大家介绍一款蒲公英绿豆粥。

材料：鲜蒲公英40~60克，绿豆50克，粳米50~100克。

制法：先将蒲公英洗净切碎，加水煎汤，去渣，再加入洗净的绿豆、粳米煮粥服食。每日1剂，分3次服食。

功效：此粥可清热解毒、消肿散结。适用于鹅口疮，症见颊黏膜有一层稍隆起粗糙灰白色物，似色块，不易拭去，口腔黏膜多干燥、不流涎等。

需要注意的是，身体虚弱、阳虚的病人，最好少吃蒲公英，因为它是寒、苦的阴性食物。

第二节
花草排毒，温和作用易补泻

芦荟：排毒补虚，顺便美容

芦荟原产自索克拉岛，公元前333年，亚历山大占领此地，获得大量的战略储备物资——芦荟。东征时，他下令让后勤部队准备了大量的芦荟，以备战时所需。也许有人会觉得奇怪，芦荟也能算作战争资源么？原来，芦荟不仅可以治疗伤兵，使受伤化脓的伤口得以痊愈，还可用来治疗士兵远征时的水土不服。所以，芦荟对亚历山大建立的地跨欧、亚、非的大帝国来说，起了不可忽略的作用。

芦荟具有强大的生命力，即使将它连根拔起，在45℃的高温下曝晒很长时间，也仍能存活。将芦荟的叶片采摘后1小时内，它的伤口就会自行愈合。芦荟神奇的疗伤功效，正是缘于这种强大的生命力。

芦荟自古以来就被称为"美容圣品"，埃及艳后——克拉芭特拉，就是芦荟的忠实崇拜者，她美艳绝伦的容颜、雪白的肌肤、闪亮的秀发向世人展示了芦荟的神奇功效。在我国，《本草纲目》也提及了芦荟的养生功效，称其性寒、味苦、无毒，有清热解毒、明目镇心、杀虫去痔的作用。

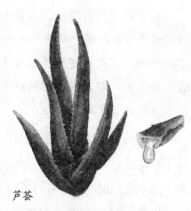

芦荟

此外，芦荟含有丰富的氨基酸和复合多糖物质，能补充皮肤中流失的水分，美白滋润肌肤，帮助修复受伤肌肤。

芦荟能极好地清除肠道、肝脏毒素和清理血管。芦荟中含有多种植物活性成分及氨基酸、维生素、多糖和矿物质成分，其中芦荟素可以刺激小肠蠕动，把肠道毒素排出。芦荟因、芦荟纤维素、有机酸能软化血管，扩张毛细血管，清理血管内的毒素。同时，芦荟中的其他营养成分可迅速补充人体缺损的需要。

芦荟的解毒作用也不容小觑。芦荟因其苦寒清热的特性，具有抑制过度的免疫反应，增强吞噬细胞吞噬功能的作用，故能清除体内代谢废物。芦荟中的有效成分具有促进肝脏分解体内有害物质的作用，还能消除生物体外部侵入的毒素。放射线或核放射在治疗癌症过程中会引起的烧伤性皮肤溃疡，用芦荟治疗不仅有解毒、消炎、再生新细胞的作用，还能增加因放射治疗而减少的白细胞。

芦荟的防臭作用也不得不提。芦荟具有防止脚、口、腋等体臭的作用。很早以前，人们就用芦荟来消除体臭。非洲刚果人打猎时，在身上抹上芦荟汁，以免被动物闻到体臭。

芦荟的食用方法也多种多样，下面就为大家介绍一款芦荟蔬菜汤的制法。

材料：新鲜芦荟叶50克，菠菜1株，红萝卜1根，花椰菜2朵，白菜1片，干香菇2朵，鸡汤或肉汤1杯。

制法：先烧开鸡汤，再放入上述材料，文火煮上20分钟左右。煮汤过程中如表面浮出残渣，要小心舀出，即可食用。

功效：这是一道营养非常丰富的蔬菜汤，适合没有食欲之人及病后饮用。由于蔬菜及芦荟的精华都已溶入汤中，就算不食用汤里的蔬菜，营养也非常丰富。

芦荟虽好，也要对症使用。芦荟味苦性寒，主要适用于实证病型，对于虚证病症就不太合适。尤其是阳气不足、脾胃虚弱或虚寒体质的人，都不宜食用芦荟，有时不仅不会起到治疗效果还会加重病情。

怀孕、经期妇女也严禁服用，因为芦荟能使女性内脏器官充血，促进子宫运动。患有痔疮出血、鼻出血的患者也不要服用芦荟，否则会导致病情恶化。

桑叶：排毒止汗，明目清肝

一提到桑叶，也许大部分人想到的会是养蚕或者可口的桑葚，其实它还能用来治病。据传在宋朝时，一日，严山寺来了一位云游僧人，他胃口很差、身体瘦弱，每晚睡觉时都浑身是汗，20年来多方求医，皆无甚效果。严山寺的监寺和尚知道了云游僧人的病情后，便说："不要着急，我这正好有一验方，可治你的怪病！"第二天，天刚亮，监寺和尚就带着云游僧来到一棵桑树下，趁晨露未干，采摘了一把新鲜的桑叶带了回去，并叮嘱云游僧将它们焙干研末后，每天空腹时用米汤冲服一次，每次二钱。连服三日后，云游僧人的怪病就痊愈了。

桑叶又称霜桑叶，农历节气霜降前后采摘，它味甘、苦，性寒，无毒，入肝、肺经。桑叶治病入药始于东汉，《神农本草经》里列为"中品"，其意是养性。现代中医习惯将它列入辛凉解表类药物中，作疏风清热、凉血止血、清肝明目之用。《本草纲目》中也有"桑叶除寒热、出汗"的记载。《丹溪心法》中亦有"桑叶焙干为末，空心米汤调服，止盗汗"之妙录。

据分析测定，桑叶中含有糖类、脂肪、氨基酸、胆碱、有机酸、胡萝卜素、维生素 B_1、维生素 B_2、维生素 C、叶酸和钙、磷、铁、锰等营养成分。桑皮含多缩糖及丰乳糖酐。

桑叶排毒也是一把好手。桑叶能行气，改善肠道功能、润肠通便。一些矿物质以及在小肠内未被吸收的糖类进入大肠后由肠内菌丛作用引起发酵，产生丁酸、丙酸、乳酸、乙酸等有机酸，使肠内环境变成酸性，肠道内容物酸度增大，能抑制有害细菌的增殖，起到调节肠道、改善便秘、改善腹部胀满感的作用，具有导泻通便、保护肠黏膜和减肥等功效。

有一种由桑叶、竹叶、柳叶、荷叶和柿叶五种叶子掺匀并装袋而成的五叶枕，能治疗头痛、暑热头昏、眼赤模糊、耳喉肿痛和高血压等病症。而新鲜的、滴着晨露的桑叶则具有疏风清热、清肝明目等功能，用它煮水洗澡，可使皮肤变得细嫩。桑叶当然也可以泡茶饮用，这里就为大家介绍一款桑菊薄荷茶。

材料：桑叶、菊花、薄荷各10克。

制法：清水适量煮沸，将桑叶、菊花、薄荷一起投入水中煮10~15分钟即成。

功效：此茶可疏风散热、清肝排毒，还能缓解风热感冒引起的咳嗽。

需要注意的是，桑叶茶等不宜过量饮用，肝燥者最好不要服食桑叶。

百合：利尿排毒的"云裳仙子"

百合是一种美丽典雅的植物，素有"云裳仙子"之称。在我国，由于百合的鳞茎是鳞片抱合而成，便有了"百年好合""百事合意"的美好寓意，自古就被视为婚礼时必不可少的吉祥花卉。

百合除了典雅美丽，还有很高的营养价值。"更气两从香百合，老翁七十尚童心"，说的就是百合对人的保健作用。

中医认为，百合味甘，微苦，性微寒。入心、肺二经、为清补之品。《本草纲目》中记载百合有润肺止咳、宁心安神、补中益气的功效。除此之外，百合还能美容养颜、防抗衰老、利尿排毒。

百合富含果胶（属水溶性纤维素），使之具有降低血液胆固醇，改善血糖生成反应，降低血糖及增进大肠功能、促使排便通畅的作用。百合所含钾钠比为76:1，有降低血压和保护血管的作用。此外，夏季多暑湿之毒，百合有利于人体的清废排毒。

百合一般收获于夏天，此时将采摘下的新鲜百合洗净剥开，晾晒风干，制成百合干，既便于保存，又便于人们在一年四季中都能吃到它。除此之外，还可以将百合加工成百合粉、百合精冲剂或者百合饼干食用。

用百合制作羹汤，是最常见的食法。百合可以与绿豆、莲子、肉类、蛋类等不同食物同煮成汤，各具风味，可以在一饱口福的同时，达到养颜美容的作用。单用一味百合，加糖煮烂制成的百合羹也相当爽口，是既养生又美容的佳肴。

这里就为大家介绍一款百合红枣银杏羹的做法。

材料：百合50克，红枣10枚，白果50克，牛肉300克，生姜两片，盐少许。

制法：先将新鲜牛肉用滚水洗净，切薄片；白果去壳，用水浸去外层薄膜。再将百合、红枣和生姜洗净，红枣去核，生姜去皮。然后在瓦煲内加入适量清水，烧开后放入百合、红枣、白果和生姜片，用中火煲至百合将熟，加入牛肉，继续煲至牛肉熟，加盐少许即可。

功效：此羹可润肺益气、补血养阴，滋润养颜。

需要注意的是，风寒咳嗽、虚寒出血、脾胃不佳者忌食百合。

玫瑰花：排毒养颜的"美容皇后"

这世间，不爱美丽时装、不爱化妆品、不爱珠宝的女人可能有很多，但很少有哪个女人不爱玫瑰。玫瑰的美丽与芳香令人动容，而它象征爱情的花语更是让女人们趋之若鹜。但是，不要认为玫瑰只是爱情的象征，它还能给你的美丽与健康带来双重惊喜。

玫瑰芳香甘美，令人神清气爽，还可活血化瘀，对肝脏和脾脏都有好处。早在隋唐时期，玫瑰的美容作用就备受宫廷贵人的青睐。杨贵妃就在她沐浴的华清池内，长年浸泡着鲜嫩的玫瑰花蕾，以保持肌肤柔嫩光泽。

玫瑰花缘何有如此功效呢？据《本草纲目》介绍，玫瑰花有行气、活血、化瘀、调和脏腑的作用，经常饮用可使气血顺畅运行，面色红润。我们平时所说的脸色不好或脸上长斑、月经失调、痛经问题等，大都与气血运行失常，瘀滞于子宫或面部有关。对于女性来说，多喝玫瑰花茶，脸色会变得同花瓣一样红润。一旦气血运行正常了，面色自然红润。因而玫瑰被称作美容花茶中的皇后，而且玫瑰性质温和，适宜人们天天饮用。

如今，玫瑰的价值得到了进一步开发，它的花可提取玫瑰精油，根可入药，果实富含维生素可做天然饮料及食品。用科学方法加工而成的玫瑰花干，具有颜色鲜艳、味香等特点，可制成玫瑰酒、玫瑰露、玫瑰酱，对于清热消火、排毒养颜有奇效。

民间常用玫瑰花加糖冲开水服用，既香甜可口，又能行气活血；用玫瑰花泡酒服，舒筋活血，可治关节疼痛。自古就有用蒸馏的方法把玫瑰制成玫瑰纯露，气味芬芳，疗效显著。《本草纲目拾遗》说："玫瑰纯露气香而味淡，能和血平肝，养胃宽胸散郁。"《金氏药贴》也说："专治肝气、胃气，立效。"就连《红楼梦》也说到贾宝玉因病服用玫瑰纯露。高热病人用凉水冲服玫瑰纯露，可以收到"心中爽快，头目清凉"的良好效果。

我们比较常见的就是玫瑰花茶，因玫瑰花性质温和，制成的花茶也适宜天天饮用。

材料：玫瑰花15克，大枣3~5枚，枸杞子15克。

制法：玫瑰花泡水，气虚者可加入大枣，肾虚者可加入枸杞子。然后根据个人的口味，调入冰糖或蜂蜜，以减少玫瑰花的涩味，加强功效。

功效：此茶可凉血、改善干枯皮肤、除口臭、助消化、消脂肪、排毒减肥。饭后饮用效果最好。

不过，玫瑰花最好不要与其他茶叶泡在一起喝，因为茶叶中有大量鞣酸，会影响玫瑰花疏肝解郁的功效。此外，由于玫瑰花活血散瘀的作用比较强，月经量过多的人在经期最好不要饮用。

金银花：清热解毒，"凌冬不凋"

金银花是忍冬科忍冬属缠绕藤本忍冬的花蕾，它清香飘逸，沁人心脾，是人们喜爱的观赏植物，也是一种常用中药。古诗有云："有藤名鸳鸯，天生非人种。金花间银蕊，翠蔓自成簇。"说的就是金银花。金银花又称"忍冬花"，这两个名字究竟分别代表着什么意思呢？《唐本草注》说："忍冬花初开白色，经一二日则色黄，故名金银花。"《本草纲目》也形容它："花初开者，蕊瓣俱色白，经二三日，则色变黄。新旧相参，黄白相映，故呼金银花，气甚芬芳。"可见称之为"金银花"，说的是它的颜色外观；《本草经集注》则说其"藤生，凌冬不凋，故名忍冬"，这说的是它的特质。所以，金银花是一种兼具美丽外观与坚韧品质的优良花卉。

据有关文献记载，金银花在我国已有2200多年栽植史，它的采集颇有讲究，须在晴天清晨露水刚干时摘取，及时晾晒或阴干，这样药效才佳。

中医认为，金银花性寒、味甘、气平，入肺、心、胃三经，具有清热解毒、疏散风热之功效。《本草纲目》中记载："金银花，善于化毒，故治痈疽、肿毒、疮癣……"。因此，金银花常用于治疗温病发热、风热感冒、热毒血痢、痈疡等症。宋人张邦基在《墨庄漫录》中讲了这样一个故事：崇宁年间，天平山白云寺里的几个和尚，误食有毒蘑菇中毒，呕吐不止，其中

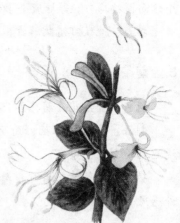

金银花

三个和尚急忙找来金银花食用，于是平安无事，而另外两个和尚却不肯服食金银花，结果双双身亡。金银花解毒的功效可见一斑。

金银花的茎、叶和花都可入药，作用不一。金银花露是儿童夏天防治痱子脓疮的佳品。新鲜的金银花带清香，含水量花蜜较多。金银花的日常用法是当作茶饮。泡制方法也很简单。

1.金银花茶

材料：金银花（或鲜品）5~10枚。

制法：先以水将金银花冲净，再加沸水浸泡15~30分钟，即可成一杯清香淡雅的金银花茶。

功效：本款茶具有清热去火，春夏之日饮一杯，能防治内热外感。

2.双花饮

材料：金银花30克，菊花15克，山楂10克，蜂蜜250克。

制法：先将金银花、菊花、山楂放入铝锅内，加清水适量烧沸，熬煮30分钟左右，起锅滗出汤汁。再下蜂蜜入干净锅内，加热保持微沸2~3分钟，然后将蜂蜜缓缓倒入熬成的双花汤汁内，慢慢地顺着一

个方向搅拌均匀。等蜂蜜全融化后过滤去渣，冷却后即成。

功效：此饮可清热解毒，开胃健脾，是难得的夏日佳饮。

3.金菊茶

材料：金银花、菊花各15克，红糖20克。

制法：先将金银花、菊花放入茶杯中，加入红糖，再倒入开水，浸泡15分钟左右即可。

功效：此茶清热解毒，疏风解表，辛凉透邪，化瘀养血。适用于外感风热所致的产后发烧。

需要注意的是，金银花性寒，不宜长饮。阳虚体弱之人须慎用。

菩提：解毒安神的"觉悟树"

菩提树，也叫沙罗双树、思维树，与佛教的渊源颇深，菩提树的梵语原名叫"毕钵罗树"，因佛教创始人释迦牟尼在菩提树下悟道，才得名为菩提树，因为"菩提"在梵语中意为"觉悟"。也正因此，菩提树在佛教中一直都被视为圣树。印度、斯里兰卡、缅甸各地的寺庙丛林中，普遍栽有菩提树，印度更定之为国树。

菩提树不仅身世传奇，实用价值也很高。它的树干粗壮雄伟，树冠亭亭如盖，既可做行道树，又可供观赏；菩提树根可入药，其味微辛、凉。可祛风除湿，清热解毒。用于风湿骨痛，感冒，扁桃体炎，眼结膜炎等。

菩提叶可让人镇定心情，菩提叶茶含有生物类黄酮，具有安神镇静，改善睡眠的效果，可以给兴奋跃动了一整天的孩子睡前饮用。大人在心事重重睡不着的时候也很合适，在欧洲，若好动的小孩，家长都喜欢给他们喝菩提叶茶。菩提叶茶还可以使小便顺畅以及促进新陈代谢，帮助消化及维持消化道机能，可当成日常健美茶饮用。

但菩提树上最具药用价值的还是它在夏天开的米黄色小花，香味清远怡人。传说菩提是诸神献给爱神维纳斯的礼物，迷人的香味及优雅的花朵象征纯洁的爱情，古代日耳曼人将它视为民族的图腾。菩提花清新柔和的香气，能提神醒脑、镇静神经、舒缓抑郁、净化心绪。对感冒和慢性失眠有一定的疗效。长期饮用可以消除血管中堆积的脂肪，非常适合生活忙碌、压力大的现代人。用泡花的水敷脸，还可防止皮肤老化、消除黑斑。

菩提花一般泡茶饮用，这里就为大家介绍一下菩提花茶的制法。

材料：菩提花半匙，百里香1/3匙，鼠尾草1/3匙。

制法：将材料一起用滚水浸泡5分钟即可成菩提花茶。

功效：此茶有助于治疗神经衰弱、慢性失眠，减脂降血压及防止动脉硬化，可以减轻感冒，帮助消化，促进新陈代谢；此外还可以减轻感冒，有助于消化，缓解神经紧张和焦虑，降血压。

菩提花茶也是典型的餐后茶饮，有助消化。菩提花茶亦有助于新陈代谢，如果你正在做饮食上的控制，菩提花茶是维持体态的绝佳饮料。

芙蓉花：清肺解毒的"拒霜花"

芙蓉花，又名拒霜花、木芙蓉。芙蓉花一般盛开于农历九至十一月，此时百花凋谢，它却傲霜绽放，因此得名"拒霜"。这种独特的性格历来为人称道，苏东坡赞其"唤作拒霜犹未称，看来却是最宜霜"。

同时，芙蓉花一日三变，晨粉白、昼浅红、暮深红，其娇艳之姿，常令人流连忘返。屈原流放常德时见此美艳之景就在《九歌》里写道："采薜荔兮水中，搴芙蓉兮木末。"

另外，芙蓉花浑身是宝，花叶皆可入药。芙蓉花入肺经。《本草纲目》中记载其味微辛，性平，无毒，具有清热、凉血、解毒、消肿、排毒之功效，用于肺热咳嗽有不错的效果。李时珍也说，以芙蓉花叶治疗"痈疽肿毒恶疮，妙不可言"。

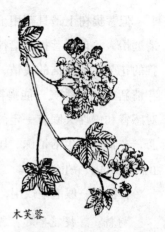

木芙蓉

芙蓉花外用消肿散结拔毒，排脓止痛。内服可清肺，根内服可排脓。同时，它还含有丰富的维生素C，能改善体质，滋润养颜，护肤美容。

芙蓉花作为一款不错的花茶，可单泡，更适宜搭配绿茶，而且冷热饮皆宜。以一茶匙芙蓉花冲泡一杯开水的比例即可。如果喜欢深红的茶色，不妨多浸泡一段时间，就会形成红葡萄酒的颜色。若在冲芙蓉花时，放进一点玫瑰花，则别有一番滋味。

下面就详细介绍一下芙蓉花的泡法。

材料：芙蓉花5朵，热开水500毫升，蜂蜜或糖适量。

制法：将芙蓉花放入壶中，冲入热开水加盖焖泡5~10分钟。再将茶汁滤出，酌情加入蜂蜜或糖调匀即可饮用。

功效：此茶可清热解毒，消肿止咳。

需要注意的是，体质虚寒者勿服芙蓉花，阴疽不红不肿者忌用，虚寒患者及孕妇禁服。

洛神花：降压解毒的花中"红宝石"

洛神花，又名洛神葵、玫瑰茄、山茄等，原产印度，有"植物红宝石"的美誉。洛神花含有大量的天然维生素和人体所需的矿物质，如铁、钙、磷等，具有清凉、解毒、利水、降血压等功效。洛神花的花萼肉质多汁，可提取天然食用色素，同时还可药用，其味酸、性寒，具有清热解暑、利尿降压、养颜消斑、解毒、解酒等功效。所以，洛神花是很好的天然保健药物。

洛神花泡茶饮用，具有平肝降火、清热消炎、生津止渴、降压减脂、醒脑安神、利尿、止咳、解毒、促进胆汁分泌、清除自由基等作用。其中洛神花茶中的木槿酸，被认为对治疗心脏病、高血压、动脉硬化等有一定疗效，可降低胆固醇和甘油三酯；另外洛神花茶中的一些成分还对肠、子宫肌肉有解痉作用，同时还有驱虫作用并能促进胆汁分泌、降低血液浓度、刺激肠壁蠕动。

下面就为大家介绍一下洛神花茶的制法。

材料：洛神花3~5克，冰糖、蜂蜜适量。

制法：洛神花用温开水冲泡，加入适量的冰糖或蜂蜜，代茶饮。

功效：长期饮用，有助于降低人体血液中的总胆固醇值和甘油三酯值，达到防治心血管疾病和减肥的功效。

除此之外，洛神花还可以和其他花草或食物搭配，这里也为大家介绍几款。

1.金莲花洛神花茶

材料：洛神花、金莲花、木蝴蝶各1克，冰糖适量。

制法：洛神花用热开水冲沏，加入冰糖调味，无须加盖，待洛神花泡开即可饮。

功效：此茶能清肺热、利咽喉，对支气管炎、咳嗽、咽喉肿痛、扁桃体炎有很好的效果。

2.洛神冰菊茶

材料：洛神花1克，菊花3朵，枸杞5粒，胖大海1个。

制法：以上材料开水冲泡5~10分钟，加入冰糖适量调味即得。

功效：此茶可清咽利喉，润燥。

3.洛神花酒

材料：干燥洛神花若干。

制法：洛神花按1:15的比例加水煮沸25~30分钟，分离汁液。以此法反复提取三次。以洛神花发酵汁为酒底，佐以适量的浸泡汁，调整所需糖和酒度，经过滤即得洛神花酒。

功效：洛神花酒呈宝石红色，味道清香，酸甜可口，可做增加食欲、预防动脉硬化等心血管疾病的食用饮料。

洛神花性温和，并无特殊的禁忌。孕妇一般不宜饮茶，自然也不宜饮洛神花茶。

第三节
果蔬排毒，营养机体更健康

甜瓜：清暑热，排毒素

甜瓜，即我们常说的香瓜，也称甘瓜，因味甜、清香而得名。不同的甜瓜品种有不同的风味，深受广大民众喜爱。从湖南马王堆西汉古墓的女尸体内解剖发现的甜瓜子，证实我国栽培甜瓜以食用、药用的历史至少有两千年以上了。

甜瓜作为夏令消暑瓜果，常被拿来与西瓜比较，那是因为除了清香可口，甜瓜的营养价值也可以与西瓜相媲美。据测定，甜瓜除了水分和蛋白质的含量低于西瓜外，其他营养成分均不少于西瓜，而它的芳香物质、矿物质、糖分和维生素C的含量则明显高于西瓜。这使得甜瓜除了能增强人体消化功能外，还能促进人体新陈代谢，有效排除体内废物，从而保护肾脏。

中医认为，甜瓜性寒、味甘，具有消暑热、解烦渴、利小便的功用。《随息居饮食谱》中也说它能"涤热，利便，除烦，解渴，疗饥，亦治暑痢"。其中甜瓜最让人喜爱的原因恐怕就是它能生津止渴了，在炎热的夏季，清香可口的甜瓜可以帮助我们润喉去燥、解渴止烦，颇宜口干、眼干、思虑过度、睡眠不足、讲话过多的人群。

除此之外，甜瓜还能清除体内毒素和多余的水分，促进血液和水分新陈代谢，有利尿、消水肿的作用，对全身水肿、小便不利等颇有疗效。

甜瓜对肝的养护作用也不可小视。甜瓜可以保护肝细胞，防止毒素对肝细胞的损害。它能促进肝气循环、舒缓肝郁，有助于肝脏结构和功能的维护与修复，对于肝病患者颇为有益。

甜瓜的吃法较多，除了生食外，也可以打成果汁、制果酱、罐头、腌晒做果脯等。未熟的果实则可以做蔬食烹调各种菜肴。

甜瓜对于一般人群来说均可食用，特别是在炎热的夏季，那些烦热口渴、口鼻生疮、中暑的人尤其适宜食用甜瓜。但甜瓜虽好，不宜多食。

《本草纲目》里明确提出："甜瓜，多食未有不下痢者，为其消损阳气故也。"下痢即腹泻，李时珍是在警告我们不要多吃甜瓜，因为"瓜性最寒曝而食之尤冷"，吃多了容易消损阳气，同时由于甜瓜含有大量水分，吃太多会冲淡胃液，引起消化不良或腹痛腹泻。

同时还需注意出血及体虚者、脾胃虚寒、腹胀便溏者忌食甜瓜；甜瓜不宜与田螺、螃蟹、油饼等一起食用；甜瓜瓜蒂有毒，误食过量会引起中毒，严重者会导致死亡。

梅子：生津解毒，除热烦满

我们都听过"望梅止渴"这个成语，说的是在三国时期，各国征伐不断，一次魏兵南下，正值酷暑，行军途中无处觅水，将士们口干舌燥、渴不堪言。曹操灵机一动，对众将士说："前边不远处就有一片梅林。"众将士们听后，脑海里想起梅的可口酸味，口水不禁流了出来，暂缓了难耐的口渴。也正因为这个故事，"吴人谓梅子为曹公"。

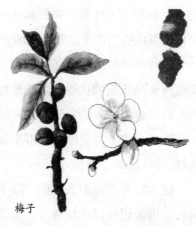

梅子

我们现在把梅子当零食，而在古代，梅和盐是并称的，是厨房必不可少的调味品。

梅子是梅树的果实，又叫青梅、酸梅、盐梅等，初夏时成熟的绿色的是青梅；用盐腌、晒干的是盐梅；烘焙干燥成的是乌梅。

《本草纲目》认为："梅性平，味酸"，可"下气，除热烦满，安心，止肢体痛，偏枯不仁，死肌，去青黑痣，蚀恶肉。去痹，利筋脉，止下痢好唾，口干"。而在民间的保健观念中，每天吃一颗腌渍梅子或喝一杯梅子茶，可以调和身体内的酸碱值，还能增加抵抗力，促进新陈代谢。

以青梅为例，青梅的解毒能力十分了得。我们知道食品中的添加剂、染色剂等有害成分进入人体后，都是通过肝脏和肾脏的解毒排出体外的，而青梅含有的丙酮酸和齐醇果酸等活性物质对肝脏等有很好的保护作用，能有效提高肝脏的解毒功能，增强人体解食毒、水毒、血毒这"三毒"的能力，所以获得了"人体卫士"这一光荣称号。

当然，青梅的神奇并不仅仅因为它的解毒能力，它极其丰富的营养成分才最令人称赞，青梅含有丰富的天然矿物质和维生素成分，可以促进人体内的新陈代谢，有助于消除疲劳；青梅中含有大量的钙、镁、钠等多种矿物质，不仅可以中和血液的酸性，保持体液的弱碱性平衡，还可以预防多种疾病；青梅中的有机酸具有杀菌的效果，能有效抑制细菌繁殖，提高肠内的杀菌作用；这些有机酸还能促进唾液分泌，帮助消化，增进食欲。青梅所富含的这些都是人体所必需的保健物质，有利于人体蛋白质的构成与代谢功能的正常进行，可有效防止心血管等疾病的产生，是上好的天然保健水果。

值得称道的是青梅还被称为"返老还童"的神奇食物，因为它能促进皮肤角质层的代谢，防止皱纹和退斑的出现，加上青梅本身酸甜怡人的口感，实在是爱美人士的首选"零食"。

对于心烦、易失眠的人群来说，用青梅酒代替安眠药是个不错的选择，可以帮助人们迅速入睡。

这么好的东西怎么吃呢？除了加工好的盐梅、乌梅、话梅、清口梅外，梅子还可以做成梅汁、梅酱、绿梅丝、梅醋、梅酒等。吃法之多真算得上"梅"完"梅"了。

我们以老北京的传统消暑饮料酸梅汤为例。

材料：乌梅10粒，山楂片30片左右，冰糖适量，清水1500毫升。

制法：先将乌梅和山楂片放入冷水中稍浸泡2分钟，以便去除表面的尘土。再用清水反复冲洗干净；往锅里倒入清水，放入乌梅和山楂片，大火加热至沸腾后，调成中火煮约30分钟即可；关火后放入冰糖搅拌至融化。最后等酸梅汤冷却后，倒入瓶中放入冰箱冷藏即可。

功效：用乌梅制作的冰镇酸梅汤，可防止汗出太多引起的低钾现象，如倦怠、乏力、嗜睡等，是清凉解暑生津的良品。

梅子对一般人群来说均可食用，但胃酸过多、外感咳嗽、湿热泻痢者应忌食。

另外，梅子严禁与猪肉、羊肉、獐肉同食，否则会产生血凝、血滞症。

荔枝：补脑益智，排毒养颜

说起荔枝，相信很多人会想到杨贵妃，想到"一骑红尘妃子笑，无人知是荔枝来"的诗句。荔枝又叫离支、麻荔枝、火山荔、丽支等，色、香、味俱佳，被誉为"中华之珍品"，素有"岭南果王"的美誉。荔枝能补血润肤，促进皮肤细胞的新陈代谢，杨贵妃的"回眸一笑百媚生，六宫粉黛无颜色"也许就和荔枝有关。

中医认为：荔枝味甘、酸，性温，有补脾益肝、生津止渴、解毒止泻等功效。李时珍在《本草纲目》中说："常食荔枝，补脑健身"，而据《随身居饮食谱》记载："荔枝甘温而香，通神益智，填精充液，辟臭止痛，滋心营，养肝血，果中美品，鲜者尤佳"。总之，祖国医学对荔枝的统一认识就是：荔枝是补脑益智、排毒养颜的理想水果。

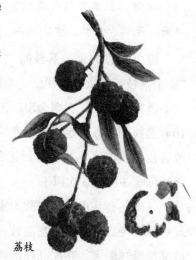

荔枝

荔枝能够补脑益智。荔枝中富含的葡萄糖、蔗糖，能够为大脑组织补充营养，对大脑皮质有镇静作用，因而对增强记忆、减轻大脑紧张疲劳、改善失眠健忘等特别有效。

荔枝能够排毒养颜。荔枝性味纯阳，能有效改善肝功能、加速毒素排除，促进皮肤细胞的新陈代谢，赶走苍白脸色，帮助身体虚弱的女性赢得好气色。荔枝拥有丰富的维生素，可促进微细血管的血液循环，防止雀斑的发生，令皮肤更加光滑。

荔枝还具有安神助眠的功效，可以帮助患神经衰弱、失眠健忘的人士远离病痛的困扰，所以我们说："荔枝入口，甜香入睡不用愁"。

荔枝一般以生食或制荔枝浆为主，这里就为大家介绍一下荔枝浆的简单制法。

材料：荔枝1000克，蜂蜜适量。

制法：取新鲜荔枝榨出果浆，倒入锅内，加入蜂蜜搅匀，煮熟后置于瓷瓶中，封口1月余，待浆蜜结成香膏，放入冰箱中保存即可。

功效：此浆可益气养阴，通神健脑，适用于贫血、心悸、失眠、口渴、气喘、咳嗽、食欲不振、消化不良、神经衰弱、便秘等症。

值得注意的是，荔枝的"气味纯阳"使得它不宜多食。民间有"一个荔枝三把火"的说法，李时珍也认为它"性微热"，因此小孩一定不能多吃荔枝，否则会出现流鼻血的症状。对于成人来说，每天吃10粒荔枝便可以满足对维生素的需要，女士每次吃10粒荔枝，能显著改善皮肤状况。不过一定要记住，荔枝吃多了容易"上火"，因此每周不可吃3次或3次以上。

另外还有几点需要提醒大家，正在长青春痘、生疮、患伤风感冒或有急性炎症的人不宜吃荔枝，否则会加重病症。对于那些喜食荔枝但又怕燥热的人，在吃荔枝的同时，应喝些盐水，或用生地煲瘦肉或猪骨汤喝，或与蜜枣一起煲汤喝，可以起到预防荔枝病的作用。

香菇：排毒抗癌，益气治风

相传在明朝时，一次金陵大旱，明太祖朱元璋下谕吃素求雨。雨没有求到，整日食素却让朱元璋茶饭无味。此时，宰相刘伯温从家乡浙江龙泉带回一些土特产——香菇，便命御厨浸发后烧好呈给皇帝品尝。朱元璋大加赞赏，从此常食香菇，香菇也因此被列为宫廷美食。

其实，香菇营养丰富、肉质嫩滑、风味独特，素有"菇中之王""蘑菇皇后""蔬菜之冠"的美称。不但位列草菇、平菇之上，而且有"植物皇后"的美誉，为"山珍"之一。是烹制高档菜肴的上乘材料。

香菇不仅味美，功效也不一般。香菇性平、味甘。《本草纲目》中也说香菇"益气、不饥、治风破血"，有益气补虚、利肝益胃、健体益智、降脂防癌的功效。

香菇富含香菇多糖、甘露醇、海藻糖等多种活性物质。其中，香菇多糖可提高小鼠腹腔巨噬细胞的吞噬功能，还可促进T淋巴细胞的产生，并提高T淋巴细胞的杀伤活性，具有提高免疫细胞活性、改善自主神经调节功能、增强机体排毒等作用。

香菇的抗癌效果也不容忽视。香菇中有一种一般蔬菜缺乏的麦角甾醇，它可转化为维生素D，促进体内钙的吸收，并可增强人体抵抗疾病的能力。正常人吃香菇能起到防癌作用，癌症患者多吃香菇能在一定程度上抑制肿瘤细胞的生长。

香菇的吃法也有讲究。一般来说，干香菇比新鲜的香菇疗效更好，做食疗时应该选择干香菇。如果食用新鲜香菇，先将它晾晒一下，效果就会更好。

下面为大家介绍一款香菇粥的做法。

材料： 干香菇、红枣、冰糖各40克，鸡蛋两个。

制法： 先将香菇发好后，切丁；红枣洗净，去核备用；碗中倒入适量清水，加入处理好的香菇、红枣、冰糖，然后打两个鸡蛋在上面，搅拌均匀后煮熟即可。

功效： 此菜可以缓解夜尿频繁等症。

香菇一般人均可食用，尤其适合贫血者、抵抗力低下者、高脂血患者、高血压患者、动脉硬化患者、糖尿病患者、癌症患者、肾炎患者等。

需要注意的是，香菇是干制品，食用前必须泡浸清洗。香菇含有的核酸分解酶只有在80℃的热水泡浸时，才能催化其中的核糖核酸，分解出具有香菇独特鲜味的5′-鸟苷酸。如果用冷水或开水泡浸，或者泡浸时间过长，都会导致香菇的鲜香味道大减。而且，香菇为动风食物，脾胃寒湿气滞或皮肤瘙痒病患者忌食。

白菜：解毒、消肿、美容

我们都知道韩国人爱吃泡菜，尤其是用大白菜做的泡菜。韩国甚至有句话：一个家庭的食物口味可从他们家的泡菜知道。我国泡菜的吃法虽然与韩国不同，但白菜也深受广大民众喜爱。我国食用大白菜的历史十分悠久，隋唐之后白菜就大量推广开来，和萝卜一起成为人们的主要蔬菜。

白菜在古代被称作菘，这个名字很独特，蕴含的寓意是白菜像松柏一样凌冬不凋、四时长有。白菜营养丰富，味道清鲜适口，素有"百菜之王"的美称。据说这个称号是齐白石老先生提出来的。齐老有一幅写意的大白菜图，并题句说："牡丹为花中之王，荔枝为百果之先，独不论白菜为蔬菜之王，何也？"于是"菜中之王"的美名不胫而走，流传至今。

中医认为，白菜性凉、味甘，入胃、大肠经，具有解毒消肿、清除热烦、通利小便、调理肠胃、除瘴气等功用，适用于伤风感冒、咳嗽、百日咳、胃溃疡、习惯性便秘、尿道感染、醉酒、皮肤病、冻疮等疾病。《本草纲目》中也说大白菜"甘渴无毒，利肠胃"，有养胃利水、解热除烦之功效。

大白菜还是一款难得的美容佳蔬，它含有丰富的纤维素，可以促进肠蠕动，帮助消化，防止大便干燥，还可用来防治结肠癌。另外，大白菜中维生素E的含量比较丰富，可防治黄褐斑、老年斑，是一种经济健康的美容美颜蔬菜。因为，维生素E是脂质抗氧化剂，能够抑制过氧化脂质的形成。皮肤出现色素沉着，老年斑就是由于过氧化脂质增多造成的。尤其在冬季，空气干燥，寒风对人的皮肤伤害很大。此时多吃白菜，就可以起到很好的护肤和养颜的效果。

白菜本身所含热量极少，不至于引起热量储存。白菜中含钠也很少，不会使机体保存多余水分，可以减轻心脏负担。所以对肥胖人士来说，多吃白菜还可以减肥。

大白菜的食用方法颇多，从烹调方法上看，无论是炒、熘、烧、煎、烩、扒、涮、凉拌、腌制，都可做成美味佳肴，特别是与鲜菇、冬菇、火腿、虾米、肉、栗子等同烧，可以做出很多特色风味的菜肴。

需要注意的是白菜在凉拌和炖菜时最好与萝卜分开，不要混杂在一起，那样可能会产生一些相互破坏营养成分的不利影响。有的人在食用大白菜还喜欢炖着吃，实际上各种蔬菜都是急火快炒较有营养，炖的过程中各种营养素尤其是维生素C的含量会损失较多。大白菜性偏寒凉，胃寒腹痛、大便溏泻及寒痢者不可多食。

海带：防毒解毒，美发

海带，又名海草、黑菜、江白菜、海马蔺等，是海带科海带属的一种海生植物。海带不仅是"长寿蔬菜"，还可入药。海带在中医入药时叫昆布，有"碱性食物之冠"之称。早在1500年前，我国就用海带来防治甲状腺肿大（俗称大脖子或鹅喉）等疾病。

中医认为，海带味甘、性温、微咸，《本草纲目》中说它能"催生，治妇人病，及疗风下水。治水病瘿瘤，功同海藻"，又说"昆布下气，久服瘦人"，就是说海带有润肠通便、去火清热、排毒减肥的功效。

海带是常年都有供应的海中食物、味道鲜美。海带所含营养物质特别丰富，其中包括大量的褐藻胶，即海带中的黏性物质。它是一种可溶性膳食纤维，能够与食物中的胆固醇结合，将其排出体外。它还具有降糖、降脂、

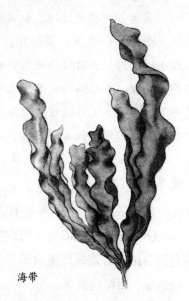

海带

抗饥饿、减肥、通便、防毒解毒、增加人体抗病能力等作用。除此之外，褐藻胶还能清除致癌物质和放射性污染物。

海带可以美发。全智贤、李英爱、崔智友……韩剧里每个女明星的

头发都是柔顺有光泽的，这其中的奥秘，海带应该记首功。海带是韩国最普遍的食物之一，韩国人从过生日、坐月子到日常饮食，顿顿都少不了它。因为海带中的碘极为丰富，此元素为人体内合成甲状腺素的主要原料，而头发的光泽就是由于体内甲状腺素发挥作用而形成的。

从美容方面讲，常吃海带，对头发的生长、润泽、乌黑、光亮都具有特殊的功效。碘还是人体中的重要激素——甲状腺素的主要成分。甲状腺素可调节人体的生物氧化速率，影响生长发育和各种营养素的代谢。胎儿、青少年的器官、组织分化和脑发育也都需要充足的碘。

海带的吃法也不少，这里就为大家介绍一款海带美食——海带炖肉。

材料：猪瘦肉300克，水发海带600克，酱油两匙，料酒、精盐、白糖、葱段、姜片、香油、味精少许各少许，大料2粒。

制法：先将肉洗净，切成1.5厘米见方、0.5厘米厚的块。再把葱择洗干净，切成段；姜切片；海带择洗干净，用开水煮10分钟，切成小块待用。然后将油放入锅内，下入白糖炒成糖色，投入肉块、大料、葱段、姜片煸炒，等肉上色后，再加入酱油、精盐、料酒，略炒一下，加入水（以浸过肉为度）。用大火烧开后，转微火炖至八成熟，投入海带，再炖10分钟左右，海带入味即成。

功效：此菜可润肠通便，去火清热，能补充人体所需的多种营养元素。

海带虽然好，却不是所有人都可以食用的。

（1）患有甲亢的病人要少吃。海带中碘的含量较丰富，长期大量食用会给患者造成严重后果，如心脏衰竭、肌肉病变、骨质疏松、皮肤病变、眼睛病变等。

（2）孕妇和哺乳期的妇女应少吃，否则海带中的碘会随血液循环进入胎儿或婴儿体内，引起甲状腺功能障碍。

（3）脾虚腹泻、痰多者也不宜食用，否则会加重病情。

芹菜：清肠排毒，抗氧防癌

芹菜，属伞形科植物。有水芹、旱芹两种，旱芹香气较浓，又名"香芹"，亦称"药芹"。我国食用芹菜的历史悠久，芹菜长期受到广大民众的喜爱。《诗经》里就有："觱沸槛泉，言采其芹。君子来朝，言观其旂"的诗句。清代张雄曦有首诗就叫《食芹》："种芹术艺近如何，闻说司宫别议科。深瘗白根为世贵，不教头地出清波。"

芹菜是日常餐桌上常见的蔬菜，是老少咸宜的春季养生保健蔬菜，民间有"春天的芹菜夏天的姜，不用大夫开药方"一说，说明芹菜具有一定药理和治疗价值。现代药理研究表明芹菜具有降血压、降血脂的作用。由于芹菜的根、茎、叶和子都可以当药用，故有"厨房里的药物"之称。

很多人不习惯芹菜的刺激性味道，实际上芹菜是最能过滤体内废物的排毒蔬菜之一。芹菜中含有丰富的纤维，可以像提纯装置一样，过滤体内的废物。经常食用芹菜可以刺激身体排毒，预防由于身体毒素累积所造成的疾病。

芹菜还有一定防癌作用。芹菜的高纤维经肠内消化作用产生一种木质素或肠内脂的物质，这类物质是一种抗氧化剂，高浓度时可抑制肠内细菌产生致癌物质。它还可以加快粪便在肠内的运转，减少致癌物与结肠黏膜的接触，从而达到预防结肠癌的目的。

不仅如此，芹菜的其他食疗功效也让人吃惊。医生常告诉高血压病人要多吃芹菜，就是因为芹菜有良好的降压效果。另外，芹菜含铁量较高，能补充妇女经血的损失，经常食用能避免皮肤苍白、干燥、面色无华，而且可使目光有神、头发黑亮。

这里就为大家介绍一款芹菜粥。

材料：芹菜40克，粳米50克。

制法：先把芹菜洗净去根备用；倒入花生油烧热，爆葱，添米、水、盐，煮成粥。再加入芹菜稍煮，调味精即可。

功效：此粥清热利水，可作为高血压、水肿患者的辅助食疗之品。

大多数人食用芹菜都去其叶，其实芹菜叶的营养价值比芹菜茎高，芹菜叶的抗坏血酸含量远大于芹菜茎，且抗癌功效更为显著。

芹菜有家生和野生之分。家生芹菜无论是旱芹与水芹均可食用，但野生芹菜有剧毒，误食则会危及生命。野生芹菜和家生芹菜形态相似，多生于路旁或荒地；水毒芹生长在水边或沼泽阴凉潮湿地方。因此，必须认真区分，不要随便采野生芹菜食用。

另外，还有几点需要注意：

1.芹菜不能和苋菜、鳖同时食用，若食之会中毒。一旦中毒，可用绿豆解毒。

2.芹菜性凉质滑，脾胃虚寒、腹泻者不宜多食。

3.芹菜有降血压作用，血压偏低者不宜多食。

4.准备生育的男性不宜多食芹菜，因为芹菜有杀精的功效，常吃芹菜能减少男性精子的数量。

5.芹菜与黄瓜不宜同食，两者同食，芹菜的营养价值会降低。

6.芹菜不宜与鸡肉同食，会伤元气。

绿豆芽：排毒瘦身，通达经脉

绿豆芽清爽可口，是不少人非常青睐的食物，很多人只知道绿豆芽好吃，却不知道绿豆芽的营养非常丰富。

其实，绿豆在发芽的过程中，维生素C的含量会增加很多。更为可贵的是，绿豆芽还有药用价值。据说，第二次世界大战中，美国海军就是无意中吃了受潮发芽的绿豆，竟治愈了困扰全军的坏血病，这就是豆芽中维生素C的功劳。此外，绿豆芽富含纤维素和膳食纤维，可清肠排毒，是便秘患者的健康蔬菜。而且它含核黄素，可以用来治疗口腔溃疡。另外，绿豆芽所含的热量很低，经常食用，还能起到减肥的目的。

我国栽培制作绿豆芽已有近千年的历史。《本草纲目》说它"解酒毒热毒，利三焦"。中医认为，绿豆芽性凉、味甘，不仅能清暑热、通经脉、解诸毒，还能调五脏、美肌肤、利湿热，适用于湿热郁滞、食少体倦、热病烦渴、大便秘结、小便不利、目赤肿痛、口鼻生疮等患者。质属痰火湿热者，平日面泛油光，胸闷口苦，头昏，便秘，足肿汗黄，血压偏高或血脂偏高，而且多嗜烟、酒、肥腻者，常吃绿豆芽，可清肠胃，解热毒。

这里就为大家介绍两款绿豆芽食物。

1.凉拌绿豆芽

材料：绿豆芽400克，糖、醋少许。

制法：先将绿豆芽洗净，用沸水焯30秒，沥干水分，加入糖、醋拌匀，即可食用。

功效：此菜可以清热、利尿、排毒。

2.炝绿豆芽

材料：绿豆芽1000克，精盐25克，花椒油25克，葱丝5克，姜3片，香菜2棵，醋15克。

制法：先将绿豆芽择好，用清水漂洗干净，放入开水氽一下，捞出控干，盛入盘里。再将盐、醋撒在豆芽菜上拌匀，最后放上葱、姜、香菜段，浇上花椒油即可食用。

功效：此菜可以清热解毒。

需要注意的是，绿豆芽所含的膳食纤维较粗，不易消化，且性偏寒，脾胃虚寒之人不宜常食。绿豆芽也不宜与猪肝同食。

赤小豆：抑菌排毒，健脾除湿

《本草纲目》称赤小豆为赤小豆，因为它富含淀粉，又被人们称为"饭豆"，是人们生活中不可缺少的高营养杂粮。李时珍称赤小豆为"心之谷"，可见其食疗功效。

赤小豆性平味甘、酸，无毒。《本草纲目》说它"治产难，下胞衣，通乳汁"，"行津液，利小便，消胀、除肿、治呕，而治下痢肠，解酒病，除寒热痈肿，排脓散血"，有滋补强壮、健脾养胃、利水除湿、和气排脓、清热解毒、通乳汁和补血的功能。不仅可用于跌打损伤、瘀血肿痛，对于一切痈疽疮疥及赤肿（丹毒）也有消毒功用，特别有利于各种特发性水肿病人的食疗。

赤小豆营养丰富，含有大量可用于治疗便秘的纤维和能利尿的钾。这两种成分都可将胆固醇及盐分等对身体不必要的成分排出体外，因此被视为具有解毒的效果。据《朱氏集验方》记载："宋仁宗在东宫时患痄腮，命道士赞宁治之。"赞宁道士"取赤小豆四十九粒咒之，杂他药敷之而愈"。赤小豆的解毒功效由此可见一斑。

赤小豆水提取液对金黄色葡萄球菌、福氏痢疾杆菌、伤寒杆菌等有抑菌作用。赤小豆还可用于治疗心脏性和肾脏性水肿、肝硬化腹水、脚气病水肿和外用于疮毒之症，都有一定效果。

赤小豆的吃法也有很多。煮汤饮服，可用于治疗肾脏、心脏、肝脏、营养不良、炎症等多种原因引起的水肿。

赤小豆还能整粒食用，一般用于煮饭、煮粥、做汤或冰棍、雪糕之类。用于菜肴有赤小豆排骨汤等。由于赤小豆的淀粉含量较高，蒸后呈粉沙性，而且有独特的香气，故常用来做成豆沙，以作各种糕团面点的馅料。

这里为大家介绍一款莲子百合赤小豆沙的做法。

材料：赤小豆500克，白莲子30克，百合10克，陈皮适量，冰糖约500克。

制法：先把赤小豆、莲子、百合洗干净，用清水浸泡两小时。把水烧开，将赤小豆、陈皮、莲子、百合放入锅中，泡豆子的水也倒入。开火煮开后用中慢火煲两小时，最后用大火煲大概半小时。煲至赤小豆起沙和适量水分，就可以加糖调味。

功效：可以清心养神、健脾益肾、固精益气、止血、强健筋骨。

赤小豆虽好，但也不宜多食。因为赤小豆含有较多的淀粉，吃得过多会导致腹胀、肠胃不适。所以，一次食用赤小豆50克左右为宜。另外，《本草纲目》中提道："赤小豆，其性下行，久服则降令太过，津液渗泄，所以令肌瘦身重也"。所以，尿多的人也不宜食用赤小豆。另外，阴虚而无湿热者及小便清长者也忌食。

需要注意的是，中药另有一种红黑豆，是广东产的相思子，特点是半粒红半粒黑，请注意鉴别，切勿误用。

黄瓜：尽职的"人体清道夫"

据传，后赵王朝的建立者石勒是入塞的羯族人，也就是人们口中常说的"胡人"。他登基后，对"胡人"这种说法很恼火，便制定了一条法令：无论说话还是写文章，一律严禁出现"胡"字。一次，石勒召见地方官员，襄国郡守樊坦无意间犯了忌讳，他急忙叩头请罪，石勒当时并没有多加指责，不过等到之后例行御赐午膳时，石勒故意指着一盘胡瓜问樊坦："卿知此物何名？"樊坦看出这是石勒故意整他，便恭恭敬敬地回答道："紫案佳肴，银杯绿茶，金樽甘露，玉盘黄瓜。"石勒听后，龙颜大悦。自此，胡瓜就有了新名字——黄瓜。

中医认为，黄瓜味甘，性平，《本草纲目》中说它有清热、解渴、消肿的功效，对肺、胃、心、肝及排泄系统都非常有益，能使人的身体各器官保持通畅，避免堆积过多的体内垃圾。

除此之外，吃黄瓜还可以利尿，有助于清除血液中像尿酸那样潜在的有害物质。黄瓜味甘性凉，具有清热利水、解毒的功效。对胸热、利尿等有独特的功效，对除湿、滑肠、镇痛也有明显效果。另外黄瓜还可治疗烫伤、痱疮等。

黄瓜肉质脆嫩，汁多味甘，生食是个不错的选择，但它更多的是拿来做成美味佳肴。这里为大家介绍一款香干炒黄瓜。

材料：黄瓜500克，豆腐干100克。

制法：先将黄瓜和豆腐干洗净切片，放置一边备用。锅置火上，烧热油后，下入葱末炝锅，放入黄瓜煸炒片刻后再下豆腐干，烹入料酒，加入味精、盐，淋上香油，颠炒几下即可出锅。

功效：此菜可以清热、降糖。

需要注意的是，我们吃黄瓜时，一定不要把黄瓜把儿扔掉。因为黄瓜把儿含有较多的苦味素，苦味成分为葫芦素C，是难得的排毒养颜食品。动物实验证实，这种物质具有明显的抗肿瘤作用。

另外，黄瓜性凉，脾胃虚寒、久病体虚者宜少吃，患有慢性支气管炎、结肠炎、胃溃疡的人也不能多吃。如果要食用，也应先炒熟，避免生食。

食用黄瓜时的搭配也有讲究。具体说来，黄瓜不宜与西红柿同食，会破坏维生素C的吸收；黄瓜与橘子同食则会降低营养价值；黄瓜与花生同食易引起腹泻。

红薯：排毒通便，补胃养心

相传，乾隆皇帝老年时常有便秘之症，即使是山珍佳肴，仍食之无味，宫中御医百般医治也没见效。一天，乾隆独自在宫中散步，忽然闻到一股烤制食物的香味。他循味而去，发现香味原来是从太监们居住的房子里飘出来的，屋里一个小太监正在吃烤红薯，炉灶上还烤着几块。小太监发现圣驾后，连忙跪地，从灶上取下一块双手捧上。乾隆早已闻到香味，食欲大开，便接过来尝了尝，味道果然不错，就一连吃了几块。起初，乾隆皇帝对此事并未在意，意想不到的是，他的便秘竟有所好转。他回想起可能与吃的红薯有关，此后便命御膳房在日常食谱中增加一道菜——烤红薯，结果验证了他的判断，他的便秘也日渐好转。

《本草纲目》中说：红薯"性平，味甘；补虚益气、健脾强肾、补胃养心"。因此，红薯适宜脾胃气虚、营养不良、习惯性便秘、慢性肝病和肾病及癌症患者等食用。现代医学也表明，红薯中含有大量胶原和黏多糖物质，有保持人体动脉血管弹性和关节腔润滑的作用，可预防血管系统的脂肪沉积，防止动脉粥样硬化，减少皮下脂肪。

红薯调节便秘的机制何在呢？按营养医学理论，食物调节便秘的成分主要是纤维素。红薯中含有纤维素自不待言，但它并不是含纤维素最多的食物，为何它在治疗便秘上效果独特呢？原来，膳食纤维分为水溶性和非水溶性两大类，前者在肠道内吸水膨胀，使粪便变软和增加粪便的体积，后者促进肠蠕动，两者均可预防和治疗便秘，尤其以水溶性纤维效果更好。红薯所含的纤维素以水溶性纤维为主，是防治便秘尤其是老年性便秘较好的食物。

这里就为大家介绍两款红薯食物。

1.红薯玉米糊

材料：红薯干250克、玉米粉150克。

制法：先将红薯干洗净，玉米粉用冷水浸透和成稀糊后，将红薯干放入锅内加适量水煮至薯干烂熟。再将玉米粉糊徐徐下锅，并不断搅动煮至熟出锅即可食用。

功效：此物对胃癌、肠癌等癌肿有治疗或辅助治疗的作用。

2.黄油煎红薯

材料：红薯500克，黄油50克，蜂蜜50克，熟芝麻15克。

制法：红薯洗净去皮，放开水中煮软捞出，控去水分，切成圆片待用。在平底锅内放上适量黄油，熔化后，下入切好的红薯片，煎至两面发黄为止。盛出后放入盘中，浇上蜂蜜，撒上熟芝麻即成。

功效：此物可以补虚益气、通便。

需要注意的是，胃肠疾病及糖尿病等患者应忌食红薯。另外，红薯含有气化酶，吃后有时会有胃灼热、吐酸水、肚胀排气等症状出现，但只要一次别吃得过多，而且和米、面搭配着吃，并配以咸菜或喝点菜汤即可避免。食用凉的红薯也可致上腹部不适。

胡萝卜：排毒健脾，养血和胃

据《本草纲目》记载，胡萝卜味甘，性凉，有养血排毒、健脾和胃的功效，素有"小人参"之称。现代医学也证实，胡萝卜营养丰富，富含糖类、脂肪、挥发油、维生素A、维生素B_1、维生素B_2、花青素、胡萝卜素、钙、铁等营养成分，是一种有效的解毒食物，它不仅含有丰富的胡萝卜素，而且含有大量的维生素A和果胶，与体内的汞离子结合之后，能有效降低血液中汞离子的浓度，加速体内汞离子的排出。

胡萝卜含有丰富的植物纤维，吸水性很强。我们吃下去的胡萝卜在肠道中很容易膨胀，是肠道中的"充盈物质"，可加强肠道的蠕动，从而利膈宽肠，通便防癌。胡萝卜中的酶类还能分解食物中的淀粉、脂肪，使之得到充分吸收；胡萝卜中的芥子油，可促进肠胃蠕动，帮助消化吸收；胡萝卜中的粗纤维也可促进肠蠕动，使有毒物质和粪便及时排出体外。

除了对便秘有很好的化解作用外，现代医学研究也证明，胡萝卜的功效涉及方方面面，是蔬菜中的"全才"。它可以润皮肤、抗衰老。多吃胡萝卜对眼睛特别有好处，它有保持视力正常、治疗夜盲症和干眼症等功能。我国维吾尔族人近视率极低，有专家认为这与他们经常食用胡萝卜有很大的关系。

另外，胡萝卜素能增强人体免疫力，有抗癌作用，并可减轻癌症病人的化疗反应，对多种脏器有保护作用。妇女食用胡萝卜可以降低卵巢癌的发病率。

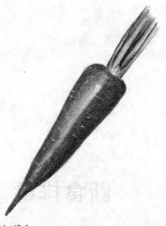

胡萝卜

虽然很多人强调自然和原生态饮食，但不要生吃胡萝卜。生吃的话不易消化吸收，90%胡萝卜素也因不被人体吸收而直接排泄掉。

需要注意的是，生活中可能有人把胡萝卜当作下酒菜，其实这二者最好不要一起食用。胡萝卜中丰富的β-胡萝卜素与酒精一同进入人体，β-胡萝卜素会与酒精在肝脏中发生反应产生毒素，对肝有害。在饮用胡萝卜汁后不要马上饮酒，做菜时，胡萝卜里也不能放酒，否则会对肝脏造成伤害。喝过酒后也不能在短时间内食用胡萝卜，应该至少间隔3小时以上。

第四节
断食排毒，合理进行不伤身

琼脂断食法

　　断食排毒并不是什么都不吃，而是不吃主食，可以适当吃一些维持人体基本营养需求的东西，因而衍生出多种多样的断食法。琼脂断食法，就是其中一种在断食过程中摄取一定量的琼脂食用（以琼脂为主要材料制成的特殊食品）的断食法。

　　琼脂，又称"琼胶""冻粉""凉粉"等。是从石花菜、江蓠等红藻植物中提制成的一种植物胶，其主要成分为多聚半乳糖的硫酸脂。琼脂无色、无固定形状、溶于热水，可以用来制作羊羹等美食，也可以作为微生物的培养基等。

　　琼脂之所以能用来断食排毒，是有其自身优势的。

　　1.琼脂断食法安全健康。它适用于一般人，尤其是腹腔或盆腔组织器官有粘连病变的患者，因为琼脂可以有效防止断食过程中发生肠闭塞、肠扭转等症状。

2.琼脂断食法更加简单可行。琼脂断食法不需要像正规断食那样在断食前后严格减食，对一般人来说，实行起来非常容易。

3.琼脂断食法更容易被人接受。琼脂食中含有一定量的蜂蜜（或黑砂糖）、食盐等，可给予人体部分营养，与正规断食法相比，较少引起全身的乏力感。

下面我们就具体介绍一下琼脂断食法的实施方法。

先用棒状的琼脂1.5根（约12克），加水540毫升。煎熬至450毫升左右，再加入一定量的蜂蜜和氢氧化镁（缓泻药）即可。当然，这个搭配也不是一成不变的，也可以依据自己的喜好去掉氢氧化镁，加入3克食盐，或者用等量黑砂糖代替蜂蜜。

这是每餐的基本食量，每天可以吃两餐，也就是说一个人一天可以吃3根琼脂（约24克）。除此之外，什么都不吃了。但是，喝水和柿叶茶水是可以的。琼脂的量也可以视情况而定。有的人饭量小，每餐可以只吃1根琼脂（约8克）；饭量大的人，则可以每次食用2根。需要注意的是，每餐的琼脂量不足1根时，可达到填充、支撑肠道的作用，因此，每顿的琼脂摄入量不应少于1根。

另外，琼脂的形态并不固定。可以饮用液体的，也可以吃固体的。琼脂在未冷却凝固之前呈液体状态，冷却凝固之后，呈固体状态。究竟如何吃，我们可以根据自己的喜好决定。

琼脂断食法虽然不太强调断食前后的减食、复食，但断食刚结束时，还是应该从喝粥开始，不宜突然恢复正常饮食。特别是断食时间在1周以上的人，恢复期的饮食更应当从喝极稀的稀粥开始，逐渐改为半稠的稀粥、稠粥，再恢复正常饮食。这样对身体较为有利。

需要注意的是，市场上的琼脂有优有劣，甚至还有假冒的。若是断食期间食用了假劣的琼脂，不仅起不到排毒的效果，反而会危害身体健康。这里就为大家简单介绍一下辨别琼脂质量的方法。

优质琼脂一般体干、色泽白亮洁净、透明度高，弹性大，坚韧，牢度强。

劣质琼脂一般色黄且乌暗，不透明，弹性弱，干硬较脆，不够坚韧。

假琼脂则白而无光泽，杂质含量高，透明度很差，用1%浓度的水溶液溶解后，可发现大量的水中不溶物。

蜂蜜断食法

蜂蜜断食法就是在断食过程中食用一定量的蜂蜜以保持人体基本所需。我们在琼脂断食法中也看到了有蜂蜜的出现，可见蜂蜜对于断食排毒来说，实在是一个很好的选择。

据《本草纲目》记载："洋槐花蜂蜜入药之功有五：清热、补中、解毒、润燥、止痛"，有解毒、滋阴的作用。能够把体内滞留的废物排出体外，使全身的新陈代谢功能得到改善。

蜂蜜的糖分若从胃运送到血液中，就能变成能量，很快消除疲劳。由于血糖值的上升，饱腹感得到增加，饥饿感也就随着消失了。

蜂蜜断食法的优势在于，人体每天仅从蜂蜜中获得约300千卡（1255千焦耳）的热量，却没有饥饿感。而在断食过程中，人体消耗的主要是脂肪组织，不会像正规断食那样引起肌肉瘦弱和全身乏力倦怠。在断食疗法结束后，也较少出现体重反弹的现象。因此，它是排毒、减肥的理想方法。

同时，实行蜂蜜断食法不需要复杂的食物加工过程，因此较琼脂断食法更为简单易行。尤其是蜂蜜甘甜可口，备受爱吃甜食的女性朋友欢迎。

蜂蜜断食法的操作方法十分简单。

每次用30~40克蜂蜜，以360毫升凉白开溶化冲淡后饮用。每天早、午、晚饮用3次为宜。在实施蜂蜜断食法的过程中，也可以配合实行其他健康方法（如西氏健康法等）。

具体安排因断食时间和个人体质而异，以三日断食法为例：

第一天。早餐：蜜糖水一杯；午餐：蜂蜜绿茶两杯、一汤匙蜂蜜；下午茶：两汤匙蜂蜜；晚餐：蜂蜜玫瑰花茶两杯。

第二天。早餐：蜂蜜绿茶一杯；午餐：蜂蜜薄荷茶一杯，一汤匙蜂蜜；下午茶：蜜糖水一杯；晚餐：蜂蜜红茶一杯、一汤匙蜂蜜。

第三天。早餐：蜜糖水一杯；午餐：蜂蜜柑橘茶一杯；下午茶：一汤匙蜂蜜；晚餐：蜂蜜玫瑰花茶一杯。

需要注意的是，鉴于个人体质和排毒目的不同，应该先征询营养师或医师的意见选择适合自己的断食时间和频率。一定要选择真蜂蜜，假蜂蜜解除不了饥饿感，所以要想做到健康舒适地排毒，应去专营店选取正规厂商生产的真蜂蜜。

果汁断食法

果汁断食法是一种改良版的断食法，别具风味。果汁断食法在断食过程中，不是饮用蜂蜜，而是饮用一定量的水果汁。果汁断食法可快速去油脂，促进肠胃蠕动，除宿便，从而清除体内毒素，同时还可以减肥，让脸色变得红润。

果汁中也含有一定量的营养，特别是维生素含量较多，因此，在断食过程中，出现疲乏倦怠感觉较轻，可以适当的工作。

另外，不同季节和地区，有不同的水果上市，也有各种各样的果汁断食法。对喜欢喝果汁的朋友来说，实在是最理想的排毒方法。

这里就为大家介绍几种常见的既能排毒又能养生的果汁断食法。提醒一下寒性体质的朋友，可以在果汁中加5毫升的姜汁，有益肠胃。

这里为大家推荐的果汁茶取材于本草，效用天然，其中主要成分的养生功效在《本草纲目》中多能找到。

1.橙皮姜茶

材料：新鲜柳橙皮10克、生姜1片、寡糖10毫升、水500毫升。

制法：先将橙皮洗净切碎，与生姜加开水500毫升煮滚后，再转小火煮20分钟，滤渣后加入寡糖，调匀即可。

功效：此茶可改善腹胀及安神去烦。

2.莲雾汁

材料：莲雾5~10颗（视颗粒大小）、开水100~150毫升。

制法：将莲雾洗净后切片，放入榨汁机中，加开水榨出汁即可。

功效：此汁可消凉退火、缓解便秘。

3.草莓猕猴桃汁

材料：草莓5颗、猕猴桃1颗、开水200毫升。

制法：先将草莓以及猕猴桃洗净后，猕猴桃去皮切块，一起倒入果汁机中，再加开水打成汁即可。

功效：此汁可提升抵抗力、防病抗癌。

4.番茄苹果高丽菜汁

材料：番茄2个，苹果1个，高丽菜100克，蜂蜜少许。

制法：先将番茄和苹果洗净、切块，高丽菜洗净切块，一起放入蔬菜榨汁机中榨汁，再加入250毫升的开水。打完后加入适量的蜂蜜，即可食用。

功效：此汁可帮助体内排毒和通便，达到净化体质的效果。

5.番茄芹菜黄瓜汁

材料：番茄1个，美国芹菜1棵，小黄瓜2个，蜂蜜少许。

制法：先将三种材料洗净、切块，放入蔬菜专用榨汁机中，再加入250毫升的开水。打完后加入适量的蜂蜜，即可饮用。

功效：此汁可增加血液碱度，能清除人体毒素及维护排泄系统的功能正常化。

由于现代人生活忙碌，安排1日果汁断食法较宜。1个月里，选择某个星期的礼拜天，3餐喝300毫升热的橙皮姜茶，可暖胃；餐与餐的间隔，每2小时任选1种蔬果汁喝300毫升，就能定时做体内环保，促使毒素排出。

另外，在断食期间，不要一直躺着、坐着，要做些运动，如散步、快走或做柔软操等，可促进新陈代谢，加速排毒。

需要注意的是，这种方法1个月最好只实行1天，不宜长期持续使用。如果平常要实行，最好能3餐正常饮食，再搭配餐后喝1杯300~500毫升蔬果汁。另外患有糖尿病的人不适合使用，因为血糖起伏较不稳定。有水肿和肝硬化的人也不适合断食，因为身体会更水肿，并增加肝脏负担。

加酶果汁断食法

加酶果汁断食法，顾名思义，即在一般果汁中加入一定量的食用酶，所以加酶果汁断食法其实就是果汁断食法的一种变法。

既然果汁断食法已经满足了断食排毒的目的，又以其美味的口感和众多其他功能补益了身体，为何还要弄出这么一个方法呢？这是因为，加酶果汁不仅具有果汁的营养成分，而且含有大量的酵母菌、多种维生素和酶类。它既能给人体提供一定的热量，还能有效促进体内各种物质的新陈代谢，维持正常的生理功能。

加酶果汁特别能增强胃肠的消化功能，抑制肠道腐败菌的繁殖，增进食欲。对治疗消化不良、腹泻、B族维生素缺乏症等有不错的帮助。

因此，加酶果汁断食法比单纯的果汁断食法更具有显著的优越性。

加酶果汁断食法的具体实施方法如下。

实施加酶果汁断食法时，果汁的用量和饮用的次数等，都与果汁断食法的实施方法相同（每次用果汁180~270毫升，一日饮用2~3次），所不同的就是在每次饮用果汁时，要加入30~40毫升的食用酶液体。

下面以苹果为例，介绍苹果汁断食法的具体实施方法。

选择稍微带点酸味的苹果榨汁。在苹果汁中加入食用酶液体。每次饮用1杯（180毫升）至1.5杯（270毫升），一日饮用2次（中午、晚上）或3次（早晨、中午、晚上）。

需要注意的是，市场上出售的食用酶液体，含糖分较多，不利于酵母菌生长繁殖。因此在使用食用酶液体前，需要先倒出一次用量（30~40毫升），再用七倍的水加以稀释，放置数小时至半天，使其中的酵母菌大量繁殖后再加入果汁中饮用，才能充分发挥食用酶液体的保健效果。

苹果泥断食法

苹果泥断食法是苹果汁断食法的一种变法，它不是饮用苹果汁，而是食用苹果泥。苹果是大家最为熟悉的水果之一，在生活中也是最常见的。不容忽视的是，苹果也是全方位的健康水果，被称作"全科医生"。

《本草纲目》中记载了苹果的养生功效我们已经有所了解，其生津止渴、润肺除烦、健脾益胃、养心益气等功效都是人们健康的福音。实行苹果泥断食法，每天人体可获取300千卡（1225千焦耳）左右的热量，还摄取了一定的食物纤维，因此，它有很好的润肠通便作用。

苹果泥断食法的具体操作方法如下。

用搅拌机将苹果绞为泥状就成为苹果泥。每次食用中等大小的苹果1.5个（约300克）即可。每天吃2次，即每天吃3个苹果左右的苹果泥。需要注意的是，在苹果被绞碎前，最好放在冰箱内冷藏保存，使其中的果糖的甜度增加。用这样的苹果制成的苹果泥会更加好吃。当然，吃苹果泥时，也可以加入少量的食盐。

一般说来，苹果汁断食法与苹果泥断食法的作用大同小异，各人可根据自己的喜好来选择。不过，胃肠功能虚弱的人，还是选择苹果汁断食法为宜。

另外，制作苹果泥时，本来应连皮一起绞碎，由于近年来农药的大量使用，苹果皮往往有农药残留，还是去掉皮较为安全。

需要注意的是，以下几种人不宜食用苹果，也不宜采用苹果泥断食法。

溃疡性结肠炎的病人，吃苹果不利于肠壁溃疡面的愈合，并且可能因机械性地作用肠壁易诱发肠穿孔、肠扩张、肠梗阻等并发症。

白细胞减少症的病人、前列腺肥大的病人，冠心病、心肌梗死、肾病患者慎食。

生菜汁断食法

生菜汁断食法就是在断食过程中，饮用一定量生菜汁以维持身体的基本营养供给。2011年秋天日本上映了一部题为《不食的时代——爱和慈悲的少食》的电影，以1996年至2011年15年间每天仅以一杯生菜汁为食，却生活起居一切如常的森美智代的人生故事为主线，探讨和展示了少食和断食对于健康、生命的意义。

15年，每天只饮一杯生菜汁，是否很不可思议？其实，生菜汁虽然不像果汁那样甘甜可口，其营养远比果汁丰富。《本草纲目》中将生菜称之为石苣，并且提及它的食用宜忌。此外，现代医学证实，生菜具有排除体内毒素，增强组织细胞活力等功效，也远比果汁要好。所以用生菜汁来断食排毒，是一个不错的选择。

生菜汁断食法的具体实施方法如下。

首先，准备好新鲜蔬菜5种（5种以上更好），应当尽量选择自然栽培的，即不使用农药和化肥栽培的蔬菜。每种蔬菜的量基本相等即可。将这些蔬菜冲洗干净，制取生菜汁。

生菜汁的制取，可以先用绞馅器将生菜绞成泥状，再用纱布包住菜泥，将菜汁挤出。剩余的渣滓扔掉。条件允许的话，也可以用榨汁器直接榨出菜汁。另外，根类的蔬菜如胡萝卜等，也可以同叶类蔬菜一起绞汁服用。由于胡萝卜中含有维生素C氧化酶，易破坏维生素C，为了使维生素C氧化酶失去活性，可以在生菜汁中加入少量的柠檬汁等。

一般来说，生菜汁的饮用次数和饮用量，以每天中午和晚上各饮用1次，每次取原汁200毫升，加等量的水将其稀释为400毫升即可。也有的人每次服用量可增加一倍左右。另外，如果每次饮用时，加入蜂蜜30克左右，或再加食盐3克左右，断食期间还会显得精力充沛。有不少轻体力劳动者，坚持实行这样的断食1周甚至10天，每天还能像往常一样干活。

当然，若在饮用时，稍加果汁和食用酶液体等，以改善其味道，就会使这一方法更趋完美。

需要注意的是，生菜汁的叶绿素浓度较高，对胃肠黏膜刺激性较大，所以胃肠虚弱的人或胃下垂、胃与十二指肠溃疡患者应当慎用。若要服用，最好加1~2倍的水，将生菜汁稀释后再服用。

生菜泥断食法

生菜泥断食法与生菜汁断食法有所不同，即在断食过程中，不是饮用生菜汁，而是食用生菜泥。这算是生菜汁断食法的一种变法。

生菜泥断食法的优势在于，生菜泥除具有生菜汁的营养外，还含有大量的蔬菜纤维，有利于排除肠内的宿便。因此，生菜泥断食法在防治便秘、排除体内毒素等方面，较生菜汁断食法更胜一筹。

生菜泥断食法的具体实施方法如下。

选择自然栽培的新鲜蔬菜5种（或5种以上）。尽可能保证根类蔬菜和叶类蔬菜各占一半。根类蔬菜可以选萝卜、胡萝卜、藕、山芋等。将其冲洗干净，绞碎或研捣为泥状。叶类蔬菜一般可用绞馅器绞碎，根类蔬菜可用细的擦菜板擦研磨碎。每次食用量以300克为宜，其中根类与叶类各150克。当然，也可以根据个人身体素质及饭量等进行50~100克的调整。每日中午和晚上各吃1次。

由于生菜泥对很多人来说，比较难以下咽，可以在每次的生菜泥中绞入1/4个苹果或加入少量柠檬汁，或掺入30克蜂蜜，这样相对比较容易接受，还能使身体获得一定热量。

生菜泥断食法可以持续1周或10天左右。当然也要根据自己的实际情况和专业人士的指导来决定。

生菜泥营养价值高，也有其劣势。除了难吃和难以消化，它对胃肠的刺激性也大，胃肠功能弱的人，食用后往往引起腹胀不适等症。胃肠虚弱的人和胃下垂、胃与十二指肠溃疡患者，谨慎使用此种断食法。

对于胃肠功能虚弱，吃了生菜泥后容易腹胀的人，可以试着加入少量食盐，可以减轻腹胀程度。若吃加盐的生菜泥仍然感到腹胀较重的话，可以暂时停止食用生菜泥，改为生菜汁断食法。这样一来，腹胀就会明显好转。

米汤断食法

米汤断食法就是在断食过程中，适当饮用糙米熬的米汤以满足身体的基本营养需求。

米汤又叫米油，是用上等大米熬稀饭或做干饭时，凝聚在锅面上的一层粥油，其性味甘平，能滋阴长力，有很好的补养作用。清代名医王士雄在《随息居饮食谱》中说："贫人患虚症，以浓米汤代参汤，每收奇迹。"就是说，平民百姓吃不起人参，就用米汤当参汤，却每每有奇效。

米汤的本源是大米，《本草纲目》中米汤味道可口，具有一定营养，可以避免正规断食法引起的全身乏力和精神不安，对胃肠黏膜有一定的保护作用，能克服生菜泥和生菜汁刺激胃肠的缺点。因此，米汤断食法非常适宜胃肠功能虚弱的人实行，特别是对于胃下垂、胃与十二指肠溃疡等患者，更有良好的治疗效果。

米汤断食法的具体实施方法如下：

有两种方法熬取米汤，一种是先用糙米熬粥，然后将米渣去掉，即成米汤。另一种是直接使用糙米粉末，熬熟后，不去渣滓，即为米汤。另外，用糙米粉末熬米汤时，可以直接用生糙米粉熬，也可以先将糙米炒熟，再研为粉末使用。究竟采取哪种方法，可根据自己的喜好决定。其用量是每餐用糙米约25克，熬取米汤一碗。口味偏稠的人，可以用30克糙米。喝的时候，可加入少达食盐，并吃梅干一个。每日可吃两餐（午餐和晚餐）。

需要注意的是，最上好的米汤应该是用留存胚与糊粉层的未淘米来熬制的，这样营养保健作用才会最强。用现在的精制大米去熬制，作用不甚明显。尤其是再经过淘洗，就更不会有什么营养了。

另外，米汤主要就是少量淀粉、微量B族维生素与矿物质，其他基本营养素如蛋白质、油脂是不够的，若长期不进食，只依赖米汤对健康仍有危害。

米汤作为主食无法提供足够的营养、热量，但拉肚子的时候，喝米汤有助修补肠胃系统，止泻效果很好，若是从禁食到恢复饮食的阶段，肠胃不能刺激过大，此时米汤就很适合作为过渡的流质食物。

第五节
本草教你走出排毒误区

误区1：吃泻药就是排毒

现在市场上销售的大部分"排毒"产品大都是通过"泻下通便"的方式来实现其功效，基本上就是帮助排便，也可以说是让你拉肚子，除此之外，几乎没有什么别的功效。而有点医学常识的人都知道，长期以泻下通便的方式排毒，会影响人体对某些营养成分的吸收，造成贫血等不良后果，危害人体健康。

28岁的王小姐是个美丽可人的女孩，下面是她的排毒经历：一次，她去参加了一个由某保健品公司组织的医学讲座，主持人说人体在代谢过程中会产生许多有害的毒素，不仅有损容颜，还危害健康。为此，她买了许多排毒保健品。刚服用时，感觉大便畅通了许多，心想这大概就是所谓的排毒效果吧！可吃了一段时间后，腹部却开始出现轻度疼痛，稍一停用就出现便秘，搞得包装精美、价格不菲的"排毒"保健品，成了不得不服的泻药。

也许你会嘲笑王小姐的"无知"，事实是有很多人干脆服用各种泻药，想以此来排毒养颜。殊不知泻药的使用是有针对性的，没有专业医生的指导，不能随意使用。

追根溯源，我们之所以认为通便即是排毒的根本原因在于并没有真正地认识到"毒"。毒分外来之毒和内生之毒。顾名思义，外来之毒来自外界，如病毒、细菌、工业废气、农药、噪声、装修材料以及各种致病的异常气候等，又称环境毒。内生之毒则包括在人体正常的新陈代谢过程中产生的各种废物，如痰、瘀血等；或者由于机体代谢障碍，使本来正常的生理性物质转化为对机体不利的毒素，如过多的糖、脂肪等。这些毒素累积于体内，导致新陈代谢紊乱及内分泌失调，进而引发多种疾病。而排便只是通利大便，排出的仅是人体消化道内的毒素，其他如血液中的毒素、过高的血糖和过多的脂肪等毒素，是很难仅仅靠通过排便来彻底清除的。

吃泻药不仅不能达到全面排毒的效果，倘若食用无度，还对人体十分有害。"动力性泻剂"，如巴豆等，过量服用会引起恶心、呕吐和腹痛，严重的甚至能导致死亡；而硫酸镁属于"机械性泻剂"，为盐类泻剂，这类泻剂可致人体脱水和电解质紊乱；还有某些"润滑剂"，如石蜡油等，长期食用会妨碍脂溶性维生素的吸收。

泻药并不是什么排毒妙方，它的使用有针对性，有适应证和适宜人群，都应该在医生的指导下根据自己的病情而定，不能自作主张，随意食用。有一些致泻力量强的药物并不适用于儿童、老年人及孕妇等特殊群体，女性在选择泻药的时候也应尽量避开生理周期，而一些如肥胖、黄褐斑等由于长期不良因素导致的疾患用泻药来治疗是非常不合理的，一定要避免长期过量服用泻药。

误区2：男人不需要排毒

很多男人一提到排毒，就是满脸的不屑，他们认为排毒是女人的专利，男人不用养颜，也就无须排毒。殊不知，男人虽然是"钢"，坚硬无比，也需要呵护，否则只能生锈。特别是过了30岁的中年男人，为生活奔波、劳累，导致身心俱疲，加上抽烟、喝酒、不合理的饮食、空气中的有毒排放物等，各种毒素在他们体内慢慢堆积，自身又代谢不畅，极易出现精力不足、食欲不振、面色无华、神经衰弱等症状，所以他们恰恰是最需要排毒的一族。

除了整日奔波忙碌，无暇顾及自己的身体，男人忽略排毒的另一个重要原因就是感觉自己身体依然很强壮，完全没有疾病的征兆。殊不知"男人是个筐，积则成疾"，身体强壮只是一时的表面现象，而身体臃肿不适、食欲不振、精力不济、记忆力衰退等隐性症状才是体内毒素积聚的佐证。等毒素积聚到了一定程度，男人的身体就会瞬间丢盔卸甲、溃不成军，随着社会节奏越来愉快、竞争压力越来越大，这个现象还有日益年轻化的趋势，如今的男人在三四十岁就因脑中风而入院的事随处可见。

和女人一样，男人每天在户外呼吸的也不是纯净的空气，吃的也是含有各种化学添加剂的食物，男人一样是被"毒"包围着，体内自然会有毒素囤积，所以男人排毒本就是顺理成章的事。

一般的男人都比较怕麻烦，只要没出现什么大毛病，都不会主动地定期、系统、全面地排毒、调理身体，其实排毒也不是什么"浩大"的工程，对一般男性而言，只要谨记以下三条简单的方法，长期坚持下去，即可有效排出体内毒素，重新焕发活力。

1. 多吃水果蔬菜。水果蔬菜含有丰富的纤维素，是人体的"清道夫"，有助于缩短毒素留在体内的时间，使毒素尽快排出体外。

2. 每天一粒维生素丸。每天吃一粒维生素丸，如维生素C，维生素 E 等抗氧化剂，有助于抗衰老，增强自己的免疫力。

3.每天6杯水。水是生命之源，这个生命自然包括男人。多喝水能促进新陈代谢，有助于排除体内毒素。

当然，作为男人，运动是必不可少的排毒方式。出汗排毒的同时又锻炼了身体、增强了免疫力，何乐而不为呢？当然需要注意的是，在运动过程中要适时补充水分，才能最大限度地达到排毒养生的功效。

误区3：排毒仅仅为了美容养颜

现在很多年轻爱美的女士，在提到排毒时，容易陷入两个误区。一个就像下面要提到的那位李小姐一样，并不了解排毒，认为排毒是中老年妇女的"专利"，年轻貌美的自己根本不需要排毒；另一个就是对排毒有点初步认识的女性，她们去排毒的主要目的，或说唯一目的，就是美容养颜。事实上这两类女性有一个共同点，那就是不管她们是否认同排毒，她们选择生活方式和养生方法的唯一标准就是：美丽。对她们来说，如果护肤品可以美容，那就买护肤品好了；如果排毒可以养颜，那就排毒好了。

如果抱着这样的心态来选择是否排毒，以及如何排毒，显然就达不到排毒的全面效果，从而使得美容养颜也成了"不可能完成的任务"。

李小姐今年25岁，正是美丽动人的年纪，她常标榜自己的最高行为准则就是美丽，她也的确这么做，每个月薪水的一半都要落进化妆品和美容店老板的腰包中。而每当周围的朋友谈起要去进行全面的排毒调理时，李小姐总是十分鄙夷她们，说："我年纪轻轻，皮肤正好，平时去美容院做护肤就行了，根本不需要排毒！排毒是人老珠黄的人的专利！"

上面的观念是排毒中最常见的错误观念。事实上，中医所说的

"毒"范围很广，广义上说来各种对身体组织、器官有损害的物质都可称为"毒"，当这些毒素在人体中囤积时，就会造成一系列的危害，例如长痤疮、黄褐斑、面色晦暗、精力不济、疲乏以及大小便不通畅等。这些病变中，在皮肤表面的变化我们能够看见，也最多的被爱美人士所关注，但是我们身体内部各脏腑的不良改变才是真正影响我们健康的潜在杀手。从中医学理论来看，人是一个有机整体，容颜健康与身体健康状态有直接关系。很多皮肤表面的有"毒"症状其实都是内脏囤积大量毒素的表征。现在本草养生受到人们的重视，很重要的原因是大家意识到取自天然的物品可以以最温和的方式排出体内毒素。《本草纲目》中所提及的诸多具有排毒功效的药材，很多都被应用到现代的排毒产品中了。

其实，中医里的排毒调补是针对身体的整体调解，而不仅仅是一种美容手段。美容只是排毒诸多功效里的一个小小的功效，排毒最主要的作用是解决由体内囤积毒素所引起的各种健康问题，这不是花钱在美容店就能做到的。排毒可以有效调解很多身体不适，提升整个人的身体和精神状态，能让你在相当长的时间里告别医生。当然，由于我们每天都会接触新的"毒"，因此排毒也是一场持久战，切记不可刚刚有了一点成效，短期内看到皮肤健康美丽就得意忘形而忽略了持续排毒。

需要注意的是，皮肤与脏腑并不完全对应，有时我们的皮肤并没有明显的改变，其实我们的身体内部已经囤积大量毒素了，这时我们绝不能"以貌取人"，觉得不影响"形象"就忽略了正常的排毒调补。

另外，排毒不是仅仅为了养颜，养颜也不能仅仅依靠排毒。养颜的本质是养身，它涉及饮食、睡眠、运动等诸多方面。除了正常的排毒调补之外，规律作息，定期运动，调理心神等都是必不可少的养颜方法。

误区4：服用排毒药物就能完全排毒

有很多人迷信药物的力量，认为服用具有排毒作用的药物就能完全排毒，这是排毒的又一大误区。如不养成健康的饮食、生活习惯，在药物排毒、解毒的同时，身体内部就会源源不断地吸收外界有害物质，制造新毒素，这样又怎能将毒完全排尽呢？

李女士近几个月一直风风火火地实施着自己的"排毒工程"，家里、办公室里准备了不少排毒药物。可是直到现在她依然没有觉得身体状况有多大的好转，还是时常疲困，大便不通，脸上的痘痘也依然"坚强"。她困惑地问道："排毒不就是买点具有排毒作用的药物吃吗？吃完了，毒也就排干净了！可在我身上怎么就没有成效呢？"

其实，像李女士这样的人不在少数。药物也吃了，大把的钱也花了，最终不仅没从亚健康恢复到健康状态，反而一步步滑向更严重的疾病状态，实在是得不偿失。

排毒是一个全方位的系统工程，我们最需要的不是排毒药物，而是全新的健康生活理念。这里的药物主要指的是充斥在市场上的各种名目繁多的排毒瘦身产品。这些产品往往夸大其词，与本草养生的精神相背离。所以，其所具有的效果不能和《本草纲目》中具有排毒功效的中草药画等号。

科学有效的排毒过程应该是这样的：

首先，要堵住毒素进入身体的各种通道，如远离外界环境污染，保持良好的睡眠习惯，生活有规律，不暴饮暴食，适当多吃一些含粗纤维的蔬菜，还有水果等。值得强调的是，绿色蔬菜及水果多呈碱性，可中和饮食中糖、肉、蛋等摄入后产生的过多酸性物质，又可将积聚在细胞中的毒素溶解。同时，良好的饮食习惯，有利于形成良好的大小便排泄规律，使肠道功能维持在较好的状态。

另外，适度的运动，比如散步、慢跑、骑自行车、登山、游泳等，对于胃肠蠕动功能都有一种加速作用，会使血液循环加快。同时运动往往要喝水，通过小便等，更有利于"毒素"排出体外。

这些健康的生活习惯能使机体的免疫力和抵抗力处于良好的状态。"正气存内，邪不可干"，人体正气旺盛，抵抗力强，才能抵抗各种毒的侵袭，自然也有利于将体内的毒素排出体外。此时再配合服用排毒调补的药物，才能收到事半功倍的效果。

需要注意的是，"是药三分毒"，任何药物，长期服用都会有不良反应，尤其是以"泻"为主的排毒药物。长期服用排毒类"泻"药，会让肠道反射功能、敏感性降低，肠蠕动的力量减弱，消化功能受损，影响对食物的消化吸收，造成营养不良等后果。

据了解，一些排毒药物中的大黄成分如果长期服用，容易引起继发性便秘，也就是说，可能形成依赖，一旦停药，便秘又会出现了。

所以，认为服用排毒药物就可以完全排毒的人要注意了：单纯服用排毒药物不仅不能完全排毒，若是服用方式不当还会损害我们的健康。所以，我们要转变排毒观念，走出排毒误区，用健康的生活理念打造全新的无毒生活！

误区5：突击排毒，终生无忧

毒素不仅来源于我们自身，也来自外界，而这内外之毒都是时刻更新的，因此排毒必然是一场持久战。有些人认为通过药物、洗肠以及手术等方式在一段时间内集中地突击排毒，就可以终生无忧，实在过于天真了。人体的毒素可以说是与生俱来的，既在不断排出，也会不断产生，是伴随人一生的，不是一两次突击排毒，就可以彻底清除，一劳永逸的。

家住海边的王小姐最近准备休年假，今年她没有安排到外地旅游之类的活动，因为自从年初听了几个科普讲座，她就早早给自己的假期安排了新内容："最近有时间，工作也不是很忙，我决定进行排毒。按照医师开出的药方和饮食起居的各项要求，严格执行，我想经过这段时间的努力，身体的排毒、解毒工作就算完成了，我就可以'无毒一身轻'了，以后再不用担心这个问题了！"

我们是不是也常常会有这样的想法呢？其实，与其像王小姐这样忙着给身体排毒，不如先给头脑观念排毒。无论内在之毒还是外来之毒，始终存在于我们身体和生活的每一个角落，时时刻刻包围着我们的身体。我们的身体气血运行不畅时，各种各样的毒素就停留在人体内部，从而对人体造成损伤。所以排毒解毒的工作是片刻也不能停止的，排毒绝不是一朝一夕就可以完成的，需要常年坚持排毒、解毒调补身体。寄希望于突击排毒就能终生无忧，明显是一种错误的排毒理念。

学会正确地看待排毒的意义和方法，才能真正在观念上一劳永逸，不再陷入各种排毒误区。排毒是必要的，也要讲究方法，一些方法可能起到"立竿见影"的效果，其实潜藏着巨大的不良反应，搞不好会弄垮整个身体。因此要科学、有效地排毒，还是多掌握些相关的知识为好。尤其是当毒素发作引发疾病时，还是要及时到医院接受正规检查和治疗。

健康人排毒不应依赖于短期的药物和手术，应着眼于改善生活方式，树立健康的营养观念，杜绝以下不良习惯，如晚睡晚起、早上不排便、暴饮暴食、滥用药物、摄入过多的防腐剂、添加物、色素等。同时，精神上的"坏习惯"也要一并改了。学会放松自己，压力不可怕，忙也不怕，精神必须学会放松，学会给自己减压。要合理安排时间，必要的时候再保持适度的紧张，这样不仅让心情放松，也让生命增添了活力。这样才能使身体处于一个良好的状态，不受体内毒素的困扰。

心浮气躁、急功近利是现代人的通病，要想保持身体的长久健康，就要坚决戒除诸如"突击排毒，一劳永逸"这样的错误观念，只有把健康的生活方式渗透到生活的点滴里，才能最终赢得排毒这场持久战。

误区6：排毒的同时不能进补

白领中间十分流行节食、禁食排毒，我们在前面也介绍了多种断食排毒法。但排毒是不是就一定要节食、禁食呢？排毒的同时能不能适当进补呢？其实，排毒需要调整的主要是饮食结构，即"吃什么""怎么吃"的问题，而非吃与不吃的问题。尽量少吃那些"含毒量"高的食物，减少来源于食物的毒素摄入即可，并不需要刻意禁食，适当进补有益于身体排毒、解毒。

陈太太的先生每天应酬繁多，工作辛苦，她听说排毒疗法对抗衰老、增强免疫力有很好的效果，就想让先生尝试一下排毒疗法，可是她心里还有不少疑虑："排毒要通过排便，甚至出汗、腹泻等加速排泄，若是此时服用补药、补品的话会阻止毒素排出的。可是我先生每天太辛苦了，我经常给他煲汤，有时还给他用些西洋参一类的补药，这样就不能排毒了吧。"

其实，陈太太之所以有这种想法是因为对排毒理论还不够了解。我们通常所说的排毒其实包含了排解和调补两个方面，在排毒的基础上，还要进行调补，如果只排不补，体内脏腑功能得不到恢复，毒素很快会再次累积，最后导致"不断排，排不断"的恶性循环。而只补不排，也不可能彻底改善我们的健康状况，因为再多的滋补品的补益也无法代替将体内毒素排除出去的调理效果。

真正全面健康的排毒方法应该是将"排毒""解毒"和"调补"三者配合实施，而非单纯地强调排毒。

所谓"排毒"，就是打通管道，排出毒素，恢复排毒系统的正常功能。

"解毒"是化解转化毒素。这些"毒"是本来对人体有用的物质，由于不为人体所用反而成为致病因素。这时以转化其毒性为主，使其继续为人体所用。

"调"是调畅、协调的意思，即指调理人体气血、脏腑、阴阳等，恢复机体排毒系统的正常功能。

"补"是补益的意思。因为体内长期存储着毒素必然损伤正气，而在排毒、解毒过程中正气也必然有所消耗，所以适当进补，既有利于排毒，又有利于排毒功能的恢复。

中医认为，我们的身体是一个和谐统一的整体，不论正常的新陈代谢，还是试图把毒素从身体中驱赶出去的排毒活动，都只有在气血运行通畅的前提下才能顺利进行，所以按专业医师的建议，服用一些补药、补品，调节补益气血阴阳，调整脏腑经络的功能，这样可以有效地促进排毒、解毒的进程。

总之，中医平衡理论认为：一消必有一补。理想的排毒应该是充分调动人体自身的排毒系统，借助药物帮助疏通排毒管道和促进代谢废物的排出。在排毒的同时，还要进行解毒，更主要的是，还要给人体以适当的补益和调节，让机体恢复自然平衡。

排补兼顾、排补合一，这才是完整全面的排毒之法。

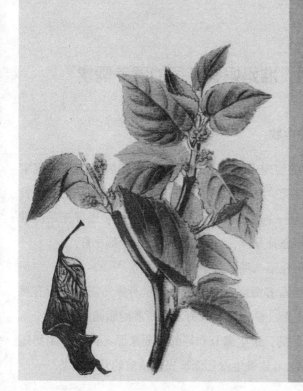

第九章

《本草纲目》中的孕产养护

第一节

补充营养，本草饮食助你"好孕"

不同时期，准妈妈有不同的营养需求

1.适宜孕前吃的八种食物

生一个健康活泼的宝宝是许多家庭的梦想，如何让能你的宝宝聪明又健康呢？我们知道，孕期的营养补充固然重要，怀孕前的饮食调理也必不可少，作为一个准妈妈，一定要提前为怀孕做好充足的准备，不能等到怀孕后才恶补身体，这样对自己和孩子都不好。

这里先为大家简单介绍八种适宜孕前吃的食物。

（1）鸡蛋：鸡蛋是营养源之首。它可以提供身体所需要的所有氨基酸，还包括多种维生素、矿物质及视力发育所需的脂肪酸。

（2）牛奶：牛奶是钙、维生素D和钾的重要来源。同时，牛奶还含有蛋白质、维生素A、B族维生素等能够提供孕前的营养贮备。

（3）豆类：黑豆、豌豆等豆类可以为身体提供膳食纤维、蛋白质、铁、钙、锌等。

（4）番茄：番茄含丰富的碳水化合物、维生素C、钾、膳食纤维等。其中，番茄红素是抗氧化剂，能防止细胞受氧化损伤并能保持DNA的稳定性。

（5）西兰花：西兰花含有丰富的膳食纤维、胡萝卜素、钙、钾等。其中，胡萝卜素对视力的发育很有好处。

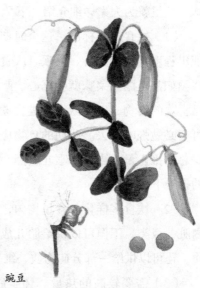

豌豆

（6）牛肉：牛肉等能够提供丰富的蛋白质、维生素B_6、维生素B_{12}、烟酸、锌和铁，同时牛肉还有胆碱，是脑部发育的重要物质。

（7）全麦类：全麦类食物含有丰富的碳水化合物、B族维生素、铁、锌等，同时比精制的谷类和面粉含有更多的膳食纤维，能够补充每日所需的多种营养物质。

（8）奶酪：奶酪含有对骨骼有重要作用的钙、磷和镁等微量元素，还含有维生素B_{12}，这些营养素可帮助提高骨密度，预防孕期可能发生的骨质疏松现象。

2.孕早期的饮食营养

怀孕12周前的这一阶段，通称为孕早期。这时，宝宝在妈妈腹内不会长得太大，怀孕满3个月时胎儿的体重也不会超过20克。然而，这段时期却是胎儿主要器官发育形成的时期，特别是胎儿的神经管及主要内脏器官。所以，准妈妈要特别注意膳食中的营养均衡，保证各种维生素、微量元素和其他无机盐的供给。

这里就为大家详细介绍一下孕早期的几个饮食营养问题。

（1）饮食选择标准。这个时期，大多数孕妇会遇到早孕反应，表现出程度不同的恶心、失眠、厌食、偏食等，影响了孕妇的食欲，有些孕妇甚至闻到菜味就会恶心、呕吐。所以，孕妇应当尽可能选择自己喜欢的食物，以刺激、增进食欲。对于油腻、抑制食欲的食物，大可不必勉强吃下去。此期的食物应清淡些，宜少吃多餐。尽量不要减少总的摄入量。当然，呕吐剧烈，且饮食效果不好，可去医院在医生的指导下适当补液。

（2）饮食多样化。食量均匀，不偏食、挑食。鱼、肉、蛋、动物内脏、豆类，不但可以供给胎儿成长所需和母体自己消耗所需的蛋白质，还可以供给一部分矿物质、维生素和脂肪。

（3）需要较高的热量。怀孕后由于胎儿生长发育的需要，孕妇所摄取的营养，有些必须摄取得比平常多，有些则是相同程度就已足够，特殊的营养包括蛋白质、钙、铁、维生素类，以及热量，要以此为主，均衡地摄取。特别是怀孕中期以后，热量应比平时高10%~25%，但是不宜吃过多的脂肪。

（4）多摄入叶酸。在孕早期，医生通常会建议孕妇多摄入叶酸，因为叶酸关系到胎儿的神经系统发育。胎儿神经管发育的关键时期在怀孕初期第17天到第30天，此时如果叶酸摄入不足，可能引起胎儿神经系统发育异常。如果从计划怀孕开始补充叶酸，就可有效地预防胎儿神经管畸形。许多天然食物中含有丰富的叶酸，各种绿色蔬菜（如菠菜、生菜、芦笋、龙须菜、油菜、小白菜、花椰菜等）及动物肝肾、豆类、水果（香蕉、草莓、橙子等）、奶制品等都富含叶酸，必要时每天服用400微克叶酸，一直到妊娠3个月。

（5）多吃新鲜蔬菜和水果。新鲜蔬菜和水果可供给维生素C、维生素A和矿物质（钙、磷）的需要，且新鲜蔬菜中含有纤维素，可增加肠蠕动，防止便秘。

（6）多补充蛋白质。为满足母体、胎盘和胎儿生长的需要，孕期对蛋白质的需要不断增加。如果在孕期蛋白质供给不足，则容易影响胎儿的身体和大脑的发育，也会增加妊娠期贫血、营养不良性水肿、妊娠高血压综合征的发病率。

按照蛋白质的来源可以分为植物性与动物性食物两大类，植物性蛋白质主要来源于豆类、坚果类、谷薯类食物，动物性蛋白质主要来源于畜禽肉、水产品、鲜乳类、蛋类。对于孕妇来说，动物类蛋白和豆类蛋白占每日蛋白质总摄入量的50%以上。大豆含蛋白质极高，为35%~40%，是同等重量猪肉的2倍，鸡蛋的3倍，牛奶的12倍，而且氨基酸的组成好，富含粮食中较为缺乏的赖氨酸，可以弥补我国以粮食为主膳食的不足，同时所含脂肪很低，并能降低血清胆固醇和甘油三酯的含量，因此大豆有"植物肉""绿色奶牛"之美称。

除了以上几点外，还要注意：多食用粗米面或杂粮等，可以供给孕妇热能. 还可以供给她们一部分矿物质、蛋白质和B族维生素等；另外，胎儿骨骼成长对钙和磷的需求量较大，蛋、乳类，除含有丰富蛋白质外，尚有多量的钙和磷及维生素，而芝麻酱、海带、虾皮等含钙量也较多，适宜多食；还有，孕妇常有贫血倾向，这主要是因为孕期对铁的需要量大，宜多食含铁多的食物，如鸡蛋、瘦肉、肝、腰子、红枣、桂圆、菠菜、芹菜等。如果饮食不能满足铁的需要量，可服适量的硫酸亚铁；脂类和碳水化合物等也是必不可少的营养需求。

3.孕中期的饮食营养

从怀孕第4个月起，孕妇进入孕中期，即妊娠13~27周，这个时期胚胎发育阶段完成，胎盘已经形成，流产的危险性大大减少，早孕反应逐渐消失，是母亲和胎儿都进入安定的时期。此时，准妈妈的心情变得轻松愉快起来，胎儿在母体内生长速度也较快，平均每天体重增加10克。由于胎儿生长发育的迅速，对各种营养物质的需求会相应增加，孕中期的准妈妈需要补充丰富的营养，如蛋白质、维生素、碳水化合物、矿物质等。这一时期，应多吃一些蛋类、奶类制品、肉类、五谷杂粮、蔬菜及水果，以保证胎儿的发育。

下面就为准妈妈们介绍一下孕中期的饮食营养注意事项。

（1）增加热能。由于此时基础代谢加强，对糖的利用增加，因此应增加能量，每天主食摄入量应达到或高于400克，并且精细粮与粗杂粮搭配食用。热能增加的量可视准妈妈体重的增长情况、劳动强度进行调整。

（2）保证优质足量的蛋白质。为了满足母体和胎儿组织成长的需要，并为分娩消耗及产后乳汁分泌进行适当储备，应增加蛋白质摄入量。动物蛋白质应占全部蛋白质的一半以上。

（3）供给适量的脂肪。脂肪开始在腹壁、背部、大腿等部位囤积，为分娩和产后哺乳做必要的能量贮存。准妈妈应适当增加植物油的量，也可适当选食花生仁、核桃、芝麻等脂肪酸含量较高的食物。

（4）摄入足够的维生素。孕中期对叶酸、维生素 B_{12}、维生素 B_6，维生素C以及其他B族维生素的需要量增加，应增加这些维生素的摄入。这要求孕中期选食米面并搭配杂粮，保证准妈妈摄入足够的营养。在北方日照时间短的地区会有部分准妈妈缺乏维生素D，故这部分人应注意多吃海水鱼、动物肝脏及蛋黄等富含维生素D的食物。

（5）多食钙、锌、碘等微量元素。准妈妈从孕中期开始加速钙的吸收和体内钙的贮存。如果准妈妈得不到充足的钙，首先，为了保证胎儿对钙的需要，母体会动用自身骨骼中的钙，结果使准妈妈血钙降低，诱发小腿抽筋或手足抽搐，严重时出现骨质疏松、骨质软化。其次，会使孩子患先天性佝偻病，孩子出生后因体内的钙储备量不足，新生儿容易出现手足抽搐症，表现为烦躁不安、肌肉抽搐、面色发青、喉痉挛、腕踝阵挛等。因此，准妈妈补钙非常重要。中国营养学会建议，孕中期每日应摄入钙1000毫克。所以，孕中期准妈妈应多吃含钙丰富的食物，补充奶类及奶制品、豆制品、鱼、虾等食物。

摄入足量的锌也同样重要。如果胎儿得不到充足的锌，会影响胎儿骨骼的生长，造成胎儿发育迟缓，胎儿的免疫力下降。营养学会建议孕中期每日的锌摄入量为20毫克，准妈妈应多食牡蛎、肉类、动物肝脏、蛋类、海产品等含锌较丰富的食物。

孕中期对碘的需求也增加了，应多吃含碘的食物，及时补充各种海产品，如海带、紫菜等。

4.孕后期的饮食营养

从怀孕的第七个月起，已进入孕期的最后时期，孕妇各方面的情况与前一个月相差不大，但是要面临妊娠高血压综合征，所以在饮食方面需要额外小心。怀孕后期，胎儿生长更快，胎儿体内需要贮存的营养素增多，孕妇需要的营养也达到高峰。为此，应做到膳食多样化，尽量扩大营养的来源，保证营养素和热量的供给。

孕后期需要遵循的饮食营养规律具体如下。

（1）少食多餐。怀孕后期容易发生贫血及妊娠毒血症等症状，不但要控制盐分的摄取，而且整个怀孕过程，体重最好控制在增加10千克左右。此外，当增大的腹部压迫到胃部之后，一次不宜吃太多东西，最好以少食多餐为原则。

（2）增加蛋白质。孕7月以后，胎儿大脑正在发育，代谢活动也增强，孕妇的食欲增加，需要大量的热能和蛋白质，因此，为满足这个时期的营养需要，孕妇应在孕中期饮食的基础上，多增加一些豆类蛋白质，多吃豆腐和豆浆。

（3）满足无机盐的需要。为了满足多种无机盐和维生素的需要，可吃一些动物的内脏，如心、肝、肾等，为了满足大量钙和碘的需要，应食用一些海带、紫菜等海洋植物。另外，可多吃一些花生、芝麻、豌豆、菠菜等含各种维生素的食物，以避免胎儿发育异常和肌肉萎缩。

（4）低盐摄取。减少盐的摄入，忌吃咸菜、咸蛋等盐分高的食品。水肿明显者要控制每日盐的摄取量，限制在2~4克之间，忌用辛辣调料，多吃新鲜蔬菜和水果，适当补钙元素。

（5）增加植物油的摄入。此时，胎儿机体和大脑发育速度加快，对脂质及必需脂肪酸的需要增加，必须及时补充。因此，增加烹调所用植物油，即豆油、花生油、菜油等的量，既可弥补孕中期所需的脂质供给，又提供了丰富的必需脂肪酸。孕妇还可吃些花生仁、核桃、葵花子仁、芝麻等油脂含量较高的食物，并控制每周体重增加在350克左右，以不超过500克为宜。

（6）多吃富含维生素的食物及水果。富含B族维生素、维生素C、维生素E的食物，有助于增加食欲，促进消化，有利尿和改善代谢的作用；再者，多吃水果，少吃或不吃不易消化的、油炸的、易胀气的食物（如白薯、土豆等），忌吸烟饮酒。

怀孕初期

1.黄芪药膳，补中益气

白居易的《斋居》中说："香火多相对，荤腥久不尝。黄耆数匙粥，赤箭一瓯汤"；宋代苏轼也有"黄芪煮粥荐春盘"一说，可见连大文豪白居易、苏轼也都食用过黄芪。民间也有顺口溜说"常喝黄芪汤，防病保健康"。由此可见，黄芪的保健作用不容小觑。

中医认为，黄芪性温，具有补中益气、益卫固表、固表敛汗、利水消肿、托疮排脓等功效，自古以来都是补气之圣药，为众多医者所推崇。

《本草纲目》里就说黄芪："既补三焦，实卫气，与桂同功，特比桂甘平，不辛热为异耳。但桂则通血脉，能破血而实卫气，耆则益气也。又黄芪与人参、甘草三味，为除燥热、肌热之圣药。脾胃一虚，肺气先绝，必用黄芪分肉、益皮毛、实腠理，不令汗出，以益元气而补三焦。"不仅如此，黄芪的补气功效的应用还十分广泛，针对气虚体质的准妈妈，就是一味不可多得的良药。

需要注意的是，黄芪的补中益气有一定针对性，它特别针对脾胃虚弱、食欲不振、肢倦无力、表虚自汗等症状。我们可以类比人参来看，人参也是补气良药，但人参偏重于大补元气，回阳救逆，常用于虚脱、休克等急症，效果较好。而黄芪则以补虚为主，常用于体质虚弱、气短易疲、脉细无力者。所以黄芪具而补而不腻的优点。

黄芪不仅可单独使用以补气虚，也可与其他药物搭配使用以达成其他功效。黄芪与芍药、甘草、桂枝、良姜、饴糖等药配伍可以治疗脾胃虚寒、慢性肠炎、胃炎、腹泻等症；与升麻、甘草、当归、人参、柴胡等药物配伍可治疗内脏下垂、脱肛、子宫下垂等症；与茯苓、菟丝子、白术、当归等配伍是治疗妇科疾病的良药；与防风、麻黄根、浮小麦配伍是治疗年老体弱者所患表虚感冒的良药。由于黄芪有补气利尿、消肿等功效，与茯苓、薏苡仁、防己等药配伍时又是治疗急慢性胃炎的良药。

现代医学研究也表明，黄芪内含多种抗菌有效成分，能增强机体的免疫功能，还能用于预防某些传染病的发生。怀孕的时候，准妈妈最害怕生病，在孕前调整好自身免疫力就是非常重要的事情了。很多女性在天气一变化时就容易感冒，中医称这种现象叫"表不固"，而黄芪正是固表良药，常服黄芪可以改善和避免经常性的感冒，这对准妈妈来说，是提升身体抵抗力的不二之选。

下面就为大家介绍几款黄芪膳食。

（1）黄芪茶

材料：生黄芪1两，大枣10个。

制法：将两味药方加开水煎煮三十分钟后温服，可反复煎泡代茶饮用。

功效：此茶具有固表、补气、消除疲劳、增强免疫力等作用。

（2）黄芪粥

材料：30克黄芪，100克的大米。

制法：将黄芪用中药的"三煎三煮"方法熬成药汁，用这个药汁加大米煮粥。

功效：此粥可补益大病初愈时的气虚、体弱等。

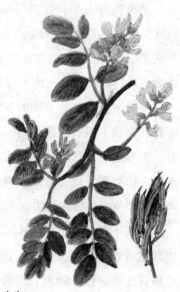

黄芪

（3）当归黄芪乌鸡汤

材料：乌鸡1只，当归25克，黄芪25克，盐少许，砂锅一个。

制法：将乌鸡洗净，放入沸水汆烫，捞起冲净；将乌鸡、当归、黄芪一起放入瓦汤锅内，加6碗水，大火煮开，转小火煮2小时左右，加少许盐调味即可。

功效：此汤色泽金黄，味道甘香，可气血双补，固肾调精。

需要提醒大家的是，黄芪甘温性升，阴虚内热者要根据医生建议服用，不可私自尝试。另外，感冒、发烧、经期等都不要吃黄芪。从季节上来说，普通人春天也不宜吃黄芪。

2.孕妇吃红枣，温和不伤身

红枣，又名大枣。自古以来就被列为"五果"（桃、李、梅、杏、枣）之一，历史悠久。枣在中国的生长已有8000多年的历史。我国的气候环境虽然差异比较大，大部分地区都有枣树栽培，这是因为顽强的枣树在恶劣的气候和极差的土壤上也能生长。

中医认为，枣味甘、性温，归脾、胃经，养生功效极强，民间有"一日吃三枣，终生不显老"的说法，李时珍在《本草纲目》里也提到枣可以用于治疗"脾虚弱、食少便溏、气血亏虚"等症状，能起到补中益气、养血生津、疏肝解郁、缓和药性的效果。

中医开的药方里，也常常会见到它的踪影。红枣属于温性，有平缓药性的作用，受到历代医家推崇。诸多养生实践证实，服用红枣不仅有助于血虚体质的准妈妈调养身体，而且作用可以持久。

现代医学也证明，红枣中有丰富的营养，其中包括蛋白质、脂肪、糖类、有机酸、维生素A、维生素C、钙、铁、多种氨基酸等丰富的营养成分。其中，富含的钙和铁，是极好的食疗材料，对血虚的人效果极佳。

下面就为大家介绍几种红枣的做法。

（1）红枣水

材料：红枣10枚（掰开），大麦100克。

制法：红枣和大麦加水7倍，煎煮后服下。不加糖。

功效：此水可补铁，并有助提高身体免疫力，对于经血过多而引起贫血的女性很有帮助，可改善其怕冷、苍白和手脚冰冷的现象。而且红枣性质平和，无论在月经前或后，都可饮用。

（2）当归红枣粥

材料：当归15克，红枣50克，白糖20克，粳米50克。

制法：先将当归用温水浸泡片刻，加水200克，先煎浓汁100克，去渣取汁，与粳米、红枣和白糖一同加水适量，煮至粥成。每日早晚温热服用，10日为1个疗程。

功效：此粥适用于气血不足、月经不调、血虚头痛等症。有补血调经，活血止痛，润肠通便的功能；也适用于有血虚症状的准妈妈。

需要注意的是：

（1）月经期间，一些女性会出现眼肿或脚肿的现象，其实这是湿重的表现，这些人就不适合服食红枣，因为红枣味甜，多吃容易生痰生湿，水湿积于体内，水肿的情况就更严重。

（2）如果有腹胀的人，也不适合喝红枣水，以免生湿积滞，越喝肚子的胀痛情况越无法改善。

（3）体质燥热者，也不适合在月经期间喝红枣水，这可能会造成经血过多。

（4）红枣可以经常食用，不可过量，否则会有损消化功能、造成便秘等症。

（5）红枣糖分丰富，尤其是制成零食的红枣，不适合糖尿病患者吃，以免血糖增高，使病情恶化。

3.西洋参,滋阴防火有高招

西洋参是人参的一种，又称广东人参、花旗参等，因美国旧称为花旗国而得名，它原产于美国北部到加拿大南部一带，通常按产地分成花旗参与加拿大参。两者虽然同种，但因为气候影响，前者的参面横纹比后者更明显，有效成分含量也较高，北美原住民一般将其作为一种发汗退热的药物使用。

西洋参传入中国的时间较早，它虽与中国本土人参同属于人参类别，但其效果却与人参不同。人参药力比较强，性温，适宜大补；而西洋参性寒，入肺脾经，补气养阴。对阳虚体质的人来说，人参比较适宜；对阴虚还伴有气虚的人来说，西洋参则是一味良药。

中医认为，西洋参味甘，微苦；性寒；补气养阴，清热生津。可用于气虚阴亏，内热，咳喘痰血，虚热烦倦，消渴，口燥咽干等症，《本草从新》也说它："补肺降火，生津液，除烦倦。虚而有火者相宜。"如果准妈妈是阴虚体质，在孕期也容易出现久咳不愈，而西洋参的补益作用，能在前期就做到预防，不仅从长远上改善了女性的体质，也减轻了孕期的困难。

现代医学表明，西洋参有调节中枢神经系统的兴奋与抑制的作用，以抑制较为突出，能缓解急躁情绪，同时它还能抗疲劳、抗氧化、抗应激，特别对于工作压力大，容易上火的女性有较好的作用；其次，西洋参还有抗心律失常、抗心肌缺血、增强心肌收缩力的作用，能有效加强准妈妈的心肺功能，保证准妈妈在怀孕期间的供血；另外，西洋参还能增强人体免疫力，调节人体激素平衡，补充人体阴气。

下面就为大家介绍几款西洋参饮品。

（1）西洋参麦冬茶

材料：西洋参3克，麦冬10克。

制法：沸水浸泡，代茶饮。

功效：西洋参滋阴生津，补气凉血；麦冬在此起增强养阴功效，故此茶可降燥除热，特别对于口易干、手足热的阴虚体质有较好的效果。

（2）西洋参川贝梨

材料：雪梨1个，西洋参、川贝各3克。

制法：将梨削去带柄的部分，挖去梨核，放入西洋参、川贝，盖上带柄的梨，用牙签插定，加水、冰糖适量，放碗中蒸熟。分两次食用。

功效：雪梨、川贝、西洋参皆是润肺止咳的良方，故此品可清表热的同时也清内火，滋阴润肺。

（3）蜜枣西洋参茶

材料：西洋参10克切片，10个蜜枣。

制法：将西洋参片放入砂锅里炖，待水滚后将蜜枣放入，用中火煲约1小时即可，喜冷饮者可将之放入冰箱作冷饮用。

功效：此茶可平肝火、清肠热，老少咸宜。

需要注意的是，西洋参性寒，故若有咳嗽有痰、口水多或有水肿等状态时，就应避免服用西洋参，否则就会加重病情。此外，面色苍白、四肢水肿、畏寒怕冷、心跳缓慢、食欲不振、恶心呕吐、腹痛腹胀等患者，以及小儿发育迟缓的不宜服用西洋参。

感冒咳嗽、急性感染或有湿热的人最好不要服用西洋参，免得出现畏寒、体温下降、食欲不振、腹痛腹泻、痛经、经期延迟或者过敏等反应。

在服用西洋参的同时不宜饮茶，因茶叶中含有较多的鞣酸，与西洋参作用相反，会破坏西洋参中的有效成分，所以必须在服用西洋参2~3日后才能喝茶。不宜吃萝卜，因萝卜消气，而西洋参补气，两者同用会降低药效。

另外，还需注意的是，西洋参不利于湿症，服用时还要考虑季节性。春天和夏天气候偏干，比较适合服用西洋参，不宜服用人参或红参；而秋、冬季节更适宜服用人参。

4.苹果补锌,保证胎儿智力

李时珍《本草纲目》中这样记载苹果："凉州有冬奈，冬熟，子带碧色"一说，据传大禹治水时曾吃的"紫奈"，就是现在的苹果。

无论中西医，在健康水果方面，都比较推崇苹果，从中医的角度来讲，苹果性味甘凉，生津润肺、健脾益胃、除烦醒酒，有多种功效；西医则从营养素的角度出发，指出苹果含有大量的碳水化合物、果胶、维生素和钙、磷、铁、锌等。特别是锌的含量不亚于海鲜，锌在孕妇孕期有着极为重要的地位。

正常人每日需从饮食中补充12~16毫克的锌，孕妈妈每日需要补充20毫克的锌。从怀孕的初期开始，胎宝宝需要的锌元素量便迅速增加，平时胎盘及胎宝宝每日需要0.75~1毫克的锌。母体血清的锌元素水平在孕期呈现逐渐下降趋势，这一方面是由于血液稀释的缘故，另一方面是由于血清蛋白含量的下降。如果孕妈妈缺锌，将会导致胎宝宝大脑皮层边缘部海马区的生长发育不良，严重影响了胎宝宝后天的智力以及记忆力。锌对增强记忆有特殊作用，所以苹果也有"记忆果"的称号，而每天1~2个苹果就能满足一天的锌需求量。同时，锌还能促进发育，影响孕妈妈子宫收缩，它还跟蛋白质的消化、吸收、神经的发育、免疫系统的运行都有着密不可分的关系。

苹果主要是以饭后水果的形式直接食用，如果表面农药去除较彻底，可以连皮食用。因为苹果皮中含有矢车菊素，适用于反胃痰多的情况。下面就为大家介绍几种苹果食品。

（1）苹果汁

材料：苹果1个。

制法：将苹果去皮，捣烂榨汁服，每日2~3次。

功效：此汁可开胃润肺，生津止渴，用于解暑热，帮助消化，也可解酒醒脑。

（2）玉容丹

材料：鲜苹果1000克。

制法：苹果切碎捣烂，绞汁，熬成稠膏，加蜂蜜适量混匀。每次1匙，温开水送服。

功效：此方又称苹果酱，可健脾益气，养生悦心，适用营养不良、食欲不振等。

（3）苹果山药散

材料：苹果干50克，山药30克。

制法：苹果、山药研为细末。每次15克，加白糖适量，用温开水送服。

功效：此方可健胃补气，补脾止泻，适用于脾胃虚、消化不良等。

需要注意的是，脾胃虚寒者忌食生冷苹果；糖尿病患者可适量选食含糖分较低的青苹果，其他苹果则当少食或不食，如果要食用，必须相应地减少主食分量。

5.鸡蛋补身，胎动正常身体健

鸡蛋又名鸡卵、鸡子，是母鸡所产的卵，它富含各类营养，是人类常食用的食品之一。古时候无论生养小孩、还是结婚、大病初愈，鸡蛋都是送人补养的必备之物，从古人的智慧中我们就可以窥见鸡蛋是人类营养来源的完美食物之一。

中医认为，鸡蛋性味甘平，归脾、胃经，可补肺养血、滋阴润燥，用于气血不足、热病烦渴、胎动不安等，是扶助正气的常用食品。

李时珍在《本草纲目》中也说："卵白，其气清，其性微寒；卵黄，其气浑，其性温；卵则兼黄白而用之，其性平。精不足者，补之以气，故卵白能清气，治伏热，目赤，咽喉诸疾。形不足者补之意味，故卵黄能补血，治下痢，胎产诸疾。卵则兼理气血，故治上列诸疾也。"

从现代医学的角度来讲，鸡蛋除了含有食物纤维和维生素C，还含有大量的维生素和矿物质，还有与人体所需必须蛋白最为接近的乳清蛋白，蛋白品质仅次于母乳，其中蛋黄里还有丰富的固醇类物质、钙磷铁等15种不同的微量元素、维生素及卵磷脂，而卵磷脂有助于胎儿发育的。而且鸡蛋的消化吸收利用率也极高的。另外，鸡蛋中富含DHA，对胎儿神经系统和身体发育特别有好处。鸡蛋中的维生素A、B族维生素含量也很高。由此来看，鸡蛋的营养堪称完美，补养功效不仅广泛而且显著，对于孕期的妈妈来说，每天能保证一枚鸡蛋，就能提高很多必需的营养素。

鸡蛋的烹调方法有很多，但要获取鸡蛋的多数营养也要讲究技巧。首先，鸡蛋的做法以煮、卧、蒸为好，煎或者炒对鸡蛋的营养损失比较大，建议鸡蛋以蒸煮为主，不要生吃，生鸡蛋的蛋白质结构致密，有很大部分不能被人体吸收，只有煮熟后的蛋白质才变得松软，人体胃肠道才可消化吸收；另外，打蛋时也须提防沾染到蛋壳上的杂菌；还有，鸡蛋壳的颜色跟鸡蛋的营养价值相关性不大，鸡蛋煮的时间也不宜过长。

下面就为大家介绍两款鸡蛋美食。

（1）苜蓿子蛋

材料：苜蓿子5克，鸡蛋150克。

制法：先将鸡蛋煮熟，去壳；再将苜蓿子研碎，置瓦罐中，加清水，先用旺火煮沸，再用小火煮20分钟；然后加去壳鸡蛋，再煨30分钟。每日1次，早晨空腹时服用，吃蛋饮汤。

功效：这样做出的鸡蛋具有养血益气，补肾安胎的作用。

（2）益母草煮鸡蛋

材料：鸡蛋150克，益母草30克。

制法：先将益母草择去杂质，清水洗净，用刀切成段，沥干水；再把鸡蛋全部放入水中，逐一清洗净；最后将益母草、鸡蛋下入锅内，加水同煮，20分钟后鸡蛋熟，把外壳去掉，再放蛋在此汤中煮15~20分钟即成。

功效：此方可活血散瘀、养血调经、补益气血，适用于月经先期有胸腹胀痛者，也适用于治疗气血不足、血液

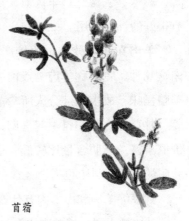

苜蓿

瘀滞的痛经，以及月经不调、产后恶露不止、功能性子宫出血等病症。

鸡蛋营养丰富，并非吃得越多越好，也要有节制，平常人一天一个，孕妇可以1天吃2~3个，但是最好分开吃；鸡蛋中蛋白质含量较高，高蛋白容易增加肾脏负担，使肝脏解毒功能降低，大量食用不宜肝脏健康；同时，特别要注意有些吃了鸡蛋会胃疼的人有可能是鸡蛋蛋白过敏，尽量避免食用。

鸡蛋和有些食物不宜煮在一起。《本草纲目》中记载："鸡蛋同兔肉食成泄痢。"故鸡蛋不能与兔肉同食；还有，鸡蛋最好不要与糖水同食，蛋白不宜吸收；豆浆和鸡蛋也最好不要同食，其中豆浆中的胰蛋白酶会与鸡蛋蛋白结合，造成营养成分损失。

怀孕中期

1.羊肉暖中,补阳祛寒

民间有句俗语叫"冬吃羊肉赛人参,春夏秋食亦强身。"李时珍在《本草纲目》也总结道:"羊肉能暖中补虚,补中益气,开胃健身,益肾气,养胆明目,治虚劳寒冷,五劳七伤"。羊肉性味甘温,归脾、肾经。特别对于阳虚体质的人,有极好的补益作用,能补元阳,暖胃,驱寒,去湿气。羊肉对于形体瘦弱、怕冷畏寒的阳虚体质准妈妈有很好的补益作用。

羊肉在我国分布也比较广,种类主要有山羊肉、绵羊肉、野羊肉这几种。古时称羊肉为羖肉、羝肉、羯肉。由于羊肉有一股奇特的羊膻怪味,故被一部分人所冷落。其实,若羊肉新鲜,加以料酒、生姜、甘草等去膻作料一起烹调,味道极其鲜美,羊肉肉质细嫩,营养价值丰富,脂肪含量比较低,适合阳虚女性食用。同时羊肉具有补肾壮阳的作用,男士也适合经常食用。

到底绵羊肉和山羊肉有什么区别呢?

从口感上说,绵羊肉比山羊肉更好吃,这是由于山羊肉脂肪中脂肪酸挥发后会产生一种特殊的膻味。不过,从营养成分来说,山羊肉并不低于绵羊肉。相比之下,绵羊肉比山羊肉脂肪含量更高,这就是为什么绵羊肉吃起来更加细腻可口的原因。山羊肉的一个重要特点就是胆固醇含量比绵羊肉低。山羊肉和绵羊肉还有一个很大的区别,就是中医上认为,山羊肉是凉性的,而绵羊肉是热性的。因此,前者病人、产妇等阳虚体质的人最好少吃,普通人吃了以后也要忌口,最好不要再吃凉性的食物;后者具有壮阳补益的作用,适合阳虚体质的人食用。另外注意,高血压、体热阴虚、发烧感染、腹泻等问题出现的时候,不要食用羊肉。

羊肉的食用方法也比较多,爆、炒、烤、烧、酱、涮等,比较推荐用煮炖的方式，煎炸容易产生有害物质，不宜多吃。下面有几个羊肉的食疗药膳。

（1）当归生姜羊肉汤

材料：羊肉250克，切块，当归30克，生姜15克。

制法：加水煎至羊肉烂熟，去渣取汁服饮。

功效：羊肉补阳益气，当归补血，生姜温中。加入黄芪，更能增强药效。

（2）补中羊肉粥

材料：羊肉250克，切成小粒；大米（或粟米）180克。

制法：加水煮成粥。酌加食盐、生姜、花椒调味食用。可分作2~3次食用。

功效：有健脾胃的功效，比较适合冬天温中补阳。

（3）附子烧羊肉

材料：羊肉1斤，熟附子片30~60克，甘草、当归各10克，八角、桂皮、食盐、生姜各适量。

制法：羊肉、熟附子、甘草和八角、桂皮等同放锅内加水用小火焖熟食用。

功效：有保健强体功效，能驱寒补虚，温中补阳。

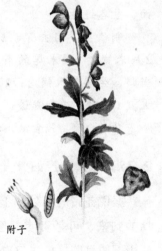

附子

（4）羊肉萝卜汤

材料：羊肉500克，萝卜500克，草果两个，甘草3克，生姜5片。

制法：羊肉、萝卜切块，苹果去皮，与甘草、生姜同放锅内煮汤，加少量食盐调味食用。

功效：健胃消食，补阳驱寒，通气润肺的功效。

（5）羊肉小麦生姜粥

材料：羊肉500克，小麦60克，生姜10克。

制法：羊肉切块，与小麦、生姜同煮粥食用，早晚各一次，连续服食一个月。

功效：有助于补虚调养，壮阳健胃等功效。

（6）参芪归姜羊肉羹

材料：羊肉500克，生姜片25克，黄芪、党参各30克，当归20克。

制法：羊肉切小块，黄芪、党参、当归装入纱布内包好，同放锅内加水煮至熟烂，随量经常食用。

功效：有补气养血，强身壮体作用。对血虚阳虚的体质有极好的补益作用，特别适用于病后或产后补充营养。

（7）仲景羊肉汤

材料：羊肉500克，当归25克，生姜30克，葱、料酒、胡椒面、盐各适量。

制法：羊肉去骨、剔去筋膜，入沸水焯一下，切成5厘米长、2厘米宽、1厘米厚的条。砂锅中放入适量清水，把切好的羊肉、当归、生姜放入锅内；旺火烧沸后撇去浮沫，如葱、料酒，改用文火煮1小时，羊肉熟透，加胡椒面、盐即成。

功效：有增强食欲，调节女性体质，补阳驱寒的功效。

2.乌鸡补虚,益产妇

据说尧帝时，外邦上贡一种能辟邪的重明鸟，大家都欢迎重明鸟的到来，可是贡使不是年年都来，人们就刻一个木头的重明鸟，或用铜铸重明鸟放在门户，或者在门窗上画重明鸟，吓退妖魔鬼怪，使之不敢再来。因重明鸟模样类似鸡，以后就逐步改为画鸡或剪窗花贴在门窗上，也即成为后世剪纸艺术的源头。

我国古代特别重视鸡，称它为"五德之禽"。《韩诗外传》说它头上有冠，是文德；足后有距能斗，是武德；敌在前敢拼，是勇德；有食物招呼同类，是仁德；守夜不失时，天时报晓，是信德。所以人们不但在过年时剪鸡，而且也把新年首日定为鸡日。

中医里，鸡作为一种特殊的药膳，起着非常重要的作用。中医认为，鸡性味甘，微温。有温中益气、补精添髓、养血补虚、益肾补脾等多种功效。作为常用的食疗药膳被广泛使用。中医认为，鸡肉能补五脏，益脾胃。故食用鸡肉与其他药材搭配时，更易被胃肠吸收，尤其以煨汤或蒸煮为上佳的烹调方法。

从现代医学角度分析，鸡肉富含含蛋白质、脂肪、钙、磷、铁、镁、钾、钠、维生素A、维生素B_1、维生素B_2、维生素C、维生素E和烟酸等成分。而脂肪含量较少，其中含有高度不饱和脂肪酸。另含胆固醇、组氨酸，有较为丰富的营养价值，优质的蛋白质更利于人体吸收和利用。尤其在体质虚弱、病后初愈、产后补养等情况下，用鸡汤做补养品。特别是对于血虚、气虚、脾胃虚的女性有调养作用，能调整准妈妈前期体质，为孕期营养消耗打好基础。

当然，鸡也有不同的品种，其中的乌鸡作为一种针对女性特殊补养的品种，被用于女性补养的药膳里，《本草纲目》记载其："补虚劳羸弱，治消渴，中恶，益产妇，治女人崩中带下虚损诸病，大人小儿下痢噤口。"乌鸡性味甘平，入肝、肾经，具有滋阴清热、补肝益肾、健脾止泻等作用。食用乌鸡，可提高人体生理机能、延缓衰老、强筋健骨，对防治骨质疏松、佝偻病、妇女缺铁性贫血症等有明显功效。乌鸡肉丰富的营养物质均高于普通鸡，而铁元素含量也比较高，是补虚劳的佳品。特别是对于体质比较虚弱的准妈妈，更是非常好的膳食材料之一。

下面为大家介绍两款相关药膳。

（1）甜味乌鸡

材料：雌乌鸡1只，生地黄60克，饴糖100克。

制法：将上二味放入鸡腹，用线缚定，置碗中，加水少许，蒸熟。食肉饮汤，不用盐。

功效：此方可补血益气，补脾养胃，补虚劳，固本温中。对于大病初愈或者虚弱体质的都有较好的补养功效。

（2）归芪乌鸡汤

材料：乌鸡1只，当归10克，黄芪20克，香菇30克，葱姜适量。

制法：先将乌鸡洗净去除内脏和鸡爪，放进温水里加入料酒用大火煮，待锅开后捞出乌鸡，放进清水里洗去浮沫，焯去血腥味，再把乌鸡放入有温水的砂锅里，将葱、姜、香菇，盐以及当归，黄芪一起放入锅中，用大火煮，待锅开后再改用小火炖，一个小时后加入适量的白胡椒粉和鸡精，这道归芪乌鸡汤就可以食用了。

功效：此汤可补气益血，补脾滋阴，同时还补肾气，平肝，养血。

鸡肉美味，有些人是不能吃鸡肉的。感冒发热、内火偏旺、痰湿偏重之人、肥胖症、患有热毒疖肿之人、高血压、血脂偏高、胆囊炎、胆石症的人忌食鸡肉；另外，鸡肉性温，助火，肝阳上亢及口腔糜烂、皮肤疖肿、大便秘结者不宜食用鸡肉；还有，感冒伴有头痛、乏力、发热的人也忌食鸡肉，鸡汤。

鸡肉的搭配禁忌也不少：

（1）鸡肉和芹菜同时会损伤元气。

（2）鸡肉性温，有补中助阳之功效，鲤鱼性平，可利水下气，两者同食容易引起身体不适。

（3）鸡肉与芥末同食容易引起上火，有损人体健康。

（4）鸡肉与芝麻或菊花茶同食会导致中毒。

（5）鸡尾尖含有致癌物，不宜食用。

3.茯苓安神又安胎

茯苓，俗称云苓、松苓、茯灵等，在中国有悠久的药用历史，自古被视为"中药八珍"之一，被很多医家、养生人士当作良药。宋代的苏东坡就常食用茯苓，并有记载茯苓的做法"以九蒸胡麻，用去皮茯苓少入白蜜为并食之，日久气力不衰，百病自去，此乃长生要决"。苏东坡年老却有强健的精力，也与他常常吃茯苓保养有关。

中医认为，茯苓性味甘淡平，归心、肺、脾、肾经。《药性论》有记载茯苓："开胃，止呕逆，善安心神。主肺痿痰壅。治小儿惊痫，心腹胀满，妇人热淋。"茯苓可淡渗利湿，湿去则脾得健运，所以茯苓又有健胃和脾的功效，也有化痰止咳的作用。对于孕妇来说，茯苓有安胎的功效，还有补脾胃、美容养颜、暖腰膝的功效。

通过现代医学分析，茯苓营养成分丰富，含较多微量元素和调节身体代谢的物质。茯苓能增强机体免疫力，健脾祛湿，既可作为药品原料，又在补品和药膳中广泛使用。

下面就为大家介绍几种茯苓的做法。

（1）开胃汤

材料：茯苓15克，山药12克，谷麦芽各30克，鲜、干鸭胗各1个。

制法：以上材料煮汤饮服。

功效：此汤可开胃消食，补气益血。

（2）茯苓薏米粥

材料：茯苓、薏米各25克，陈皮5克，粳米适量。

制法：以上材料煮粥食。

功效：此粥可开胃消食，利水消肿，养胃补脾。

（3）茯苓陈皮姜汁茶

材料：茯苓25克，陈皮5克。

制法：以上药材以水煎服，饮时加入生姜汁10滴即可。

功效：此茶可健胃消食，活血补脾，特别针对孕妇妊娠，有止吐功效。

（4）茯苓栗子粥

材料：茯苓15克，栗子25克，大枣10个，粳米100克。

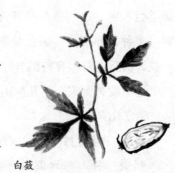

白蔹

制法：加水先煮栗子、大枣、粳米；茯苓研末，待米半熟时徐徐加入，搅匀，煮至栗子熟透。可加糖调味食。

功效：此粥可用于健脾补气、强腰健体、益血补脾、利水去湿等症。

需要注意的是，茯苓恶白蔹，畏牡蒙、地榆、雄黄、秦艽、龟甲，忌米醋。

4.蒸、炖山药，母体有益

相传很久以前，中原混战，两国对决，其中一国实力较弱，而且士兵体质瘦弱，败下阵来后逃到了附近的大山里，强大的一方把山团团围住，断了战败一方的粮食。过了很久，山里的逃兵也都没了消息，山下的守兵也渐渐放松警惕。没想到，一天山里突然杀出了一支很彪悍的部队，山下的守军大败而逃，而这支部队竟然是之前逃上山的逃兵部队，再看他们个个都比以前有精气神。原来，被围困的士兵并没有被饿死，他们在山上找到一种植物，根茎比较粗，吃起来味道也比较香甜，所以喂马也用这种植物的叶子。随着时日推移，他们没有变虚弱，反而体质越来越好。从此以后，人们就把这种植物带到山下去，改名为"山药"。

山药是上品药材，有"小人参"美誉。中医认为，其性味甘平，入肺、脾、肾经，有补脾胃、生津益肺、益肾强阴、补肾涩精的功效。《本草求真》中也记载其："本属食物，气虽温而却平，为补脾肺之阴。是以能润皮毛，长肌肉……味甘兼咸，又能益肾强阴。"现代医学也表明，山药富含多种营养，包括淀粉、蛋白质、氨基酸、维生素等多种营养成分，因此孕期的妇女酌情食用一些山药不仅可以营养补益，而且可获得良好的食疗作用。

这里就为大家介绍几款山药食疗方。

（1）山药羹

材料：鲜山药50克，白糖适量。

制法：将山药切成小块，加水煮熟，加入白糖少许，略煮片刻即成。每日服用1次。

功效：此羹有健脾胃，益肾滋阴等功效。

（2）苹果山药散

材料：苹果干50克，山药30克。

制法：上述药材研碎。每次服用15克，加白糖适量，用温开水送服。

功效：苹果和山药能开胃消食，治腹泻，还能补气美容。

（3）山药羊肉粥

材料：鲜山药100克，羊肉50克，大枣10枚，大米100克。

制法：将山药洗净去皮，切为小碎块，羊肉洗净切碎，将山药、羊肉、大枣与大米同煮为粥食用。

功效：此粥可健胃消食，促进孕妇的消化，提升胃动力，补阳气。

需要提醒大家的是，食用山药要注意以下几点：山药中的淀粉含量较高，胸腹胀满、大便干燥、便秘者最好少吃；山药是偏补的药，甘平且偏热，体质偏热、容易上火的人也要慎食；山药中的薯蓣皂苷可以合成激素，如睾丸激素和雌激素，因此，男性前列腺癌患者、女性乳腺癌患者都不宜食用。

此外，消化性溃疡和肝硬化患者，应选用蒸、炖等烹饪方法，忌爆炒和醋熘。

5.虾饺,补充孕妇蛋白质

孕妇在怀孕中期可以适量食用部分水产品，以虾最为适宜。这里的虾主要指的是淡水虾。我们常见的青虾、河虾、草虾、小龙虾等都是淡水虾；对虾、明虾、基围虾、琵琶虾、龙虾等都是海水虾。虾的肉质肥嫩鲜美，老幼皆宜，备受青睐。

中医认为，虾性温，味甘，入肝、肾二经，具有补肾、壮阳、通乳等作用。《本草纲目拾遗》中说："虾生淡水者色青，生咸水者色白，溪涧中出者壳厚气腥，湖泽池沼中出者壳薄肉满，气不腥，味佳，海中出者色白肉粗。入药以湖泽中出者为第一。"虾为补肾壮阳的佳品，对肾虚阳痿、早泄遗精、腰膝酸软、四肢无力、产后缺乳等症有很好的防治作用。经常食虾还可延年益寿，虾皮也是儿童保健食品之一。

虾的做法很多，我们要介绍的虾饺则是一道粤式点心，它是四大点心之首，与干蒸烧卖、叉烧包、蛋挞同誉。

虾饺起源于20世纪20年代后期的广州河南（现海珠区）五凤村，该村一河二岸，当地人在岸边捕到鲜虾后剥其肉以粉裹而蒸之，其汁液不外流且极鲜美，久而久之，名声鹊起而风行于市，并引进到茶楼食肆，经不断改良，形状由角形改成梳子形，细摺封，每只不少于十二摺呈弯梳状，美观得体，成为南粤名点。

虾饺对于孕妇来说，是补充蛋白质的良好来源。蛋白质是胎儿身体的重要组成部分，也是准妈妈在怀孕期需要积累的营养。蛋白质对促进智力发育起到重要作用，蛋白质缺乏的直接结果就是宝宝智力发育差、视觉差。从孕中期开始，蛋白质的需要量应有所增加，尤其是吸收利用率高的优质蛋白质。而现代医学证实，虾中蛋白质含量较高，并含脂肪、碳水化合物、钙、磷、铁、碘、硒、维生素A、维生素B_1、维生素B_2、烟酸等，还含有丰富的抗衰老的维生素E。因此，孕妇不妨多吃点虾饺以补充蛋白质以及各种营养成分。

下面就为大家介绍一款虾饺的做法。

材料：澄粉500克，生虾仁400克，鲜肉丁100克，笋丝100克。

制法：将澄粉放盆内，加盐拌匀，边冲开水边搅拌，加盖焖5分钟，取出后加熟猪油揉至光滑，然后搓条、下剂子，拍压成圆形；将生虾仁剁烂成泥、加猪油、胡椒粉、鲜肉丁、笋丝以及盐、糖、油搅成馅心；在饺皮中包入馅心，捏成饺子形，用旺火上笼蒸8~10分钟即可。

这里需要注意的是，虾为发物，急性炎症和皮肤疥癣及体质过敏者忌食。